AF396128

HYPNOTISME

ÉTATS INTERMÉDIAIRES

ENTRE

LE SOMMEIL ET LA VEILLE

PAR

COSTE DE LAGRAVE

Docteur de la Faculté de Médecine de Paris
Médecin - Major
Médaillé du Tonkin
Officier du nichan Iftikar
Chevalier de l'ordre du Dragon vert de l'Annam
Chevalier de l'ordre royal du Cambodge

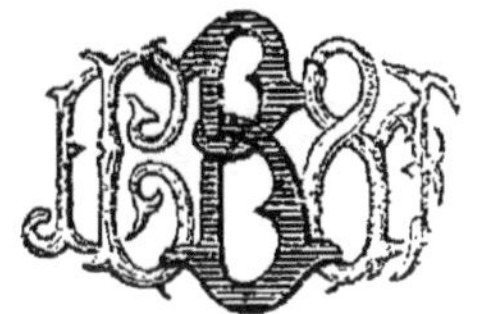

PARIS

LIBRAIRIE J.-B. BAILLIÈRE ET FILS

19, RUE HAUTEFEUILLE, près du boulevard Saint-Germain.

—

1888

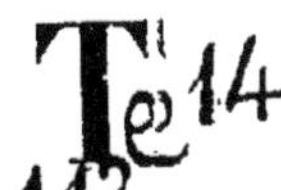

BIBLIOTHÈQUE SCIENTIFIQUE CONTEMPORAINE
A **3** FR. **50** LE VOLUME

*Nouvelle collection de volumes in-16, comprenant 300 à 400 pages,
imprimés en caractères elzéviriens et illustrés de figures.*

50 VOLUMES SONT EN VENTE

GARNIER (Léon). Ferments et fermentations, étude biologique des ferments, rôle des fermentations dans la nature et dans l'industrie. 1 vol. in-16, avec 65 figures.. 3 fr. 50

GAUDRY (Albert). Les ancêtres de nos animaux, dans les temps géologiques. 1 vol. in-16, avec figures.. 3 fr. 50

GAUTIER (Arm.). Le Cuivre et le Plomb dans l'alimentation et l'industrie. 1 vol. in-16.. 3 fr. 50

GIRARD (Maurice). Les abeilles. Organes et fonctions, éducation et produits, miel et cire. 1 vol. in-16, avec 30 fig. et 1 planche.................. 3 fr. 50

GRAFFIGNY (H. DE). La Navigation aérienne et les ballons dirigeables. 1 vol. in-16 avec 43 figures.. 3 fr. 50

GUN (Colonel). L'électricité appliquée à l'art militaire. 1 vol. in-16 avec 70 figures.. 3 fr. 50

— L'artillerie actuelle, canons, fusils et projectiles. 1 vol. in-16 avec 80 figures.. 3 fr. 50

HERZEN (Alex.). L'activité cérébrale au point de vue psycho-physiologique. 1 vol. in-16.. 3 fr. 50

KNAB. Les minéraux utiles et l'exploitation des mines. 1 vol. in-16 avec 50 figures.. 3 fr. 50

LARBALETRIER. L'alcool, au point de vue chimique, agricole, industriel et fiscal. 1 vol. in-16 avec 50 figures...................................... 3 fr. 50

LEFEVRE. La Photographie, ses applications aux sciences, aux arts et à l'industrie. 1 vol. in-16, avec 100 figures................................ 3 fr. 50

LORET (V.). L'Egypte au temps des Pharaons. 1 vol. in-16 avec 20 photogravures... 3 fr. 50

MONIEZ. Les parasites de l'homme, animaux et végétaux. 1 vol. in-16, avec 50 figures.. 3 fr. 50

MOREAU (Dr P. de Tours). Fous et bouffons, étude physiologique, psychologique et historique. 1 vol. in-16.. 3 fr. 50

— La folie chez les enfants. 1 vol. in-16.................................. 3 fr. 50

PERRIER (Edm.). Le transformisme. 1 vol. in-16 avec figures..... 3 fr. 50

PLANTE (G.). Les Phénomènes électriques de l'atmosphère. 1 vol. in-16, avec 50 figures.. 3 fr. 50

QUATREFAGES (A. de). Les Pygmées. 1 vol. in-16, avec figures. 3 fr. 50

RENAULT (B.). Les plantes fossiles. 1 vol. in-16 avec figures..... 3 fr. 50

RIANT (Dr A.). Hygiène des orateurs, hommes politiques, magistrats, avocats, prédicateurs, professeurs, artistes et de tous ceux qui sont appelés à parler en public. 1 vol. in-16.. 3 fr. 50

— Les irresponsables devant la justice. 1 vol. in-16.................. 3 fr. 50

RICHE (A.). Monnaies et bijoux, garantie et poinçonnage. 1 vol. in-16 avec 40 figures.. 3 fr. 50

SAPORTA (A. de). Les théories et les notations de la chimie moderne. 1 vol. in-16 avec figures.. 3 fr 50

SAPORTA (Marquis G. DE). Origine des arbres cultivés et utilisés par l'homme. 1 vol. in-16, avec figures...................................... 3 fr. 50

SCHMITT (J.). Microbes et maladies. 1 vol. in-16, avec 24 fig.... 3 fr. 50

SIMON (Dr P. Max). Le monde des Rêves. 1 vol. in-16.......... 3 fr. 50

VUILLEMIN. La Biologie végétale. 1 vol. in-16, avec 80 figures.. 3 fr. 50

HYPNOTISME

ÉTATS INTERMÉDIAIRES

ENTRE LE SOMMEIL ET LA VEILLE

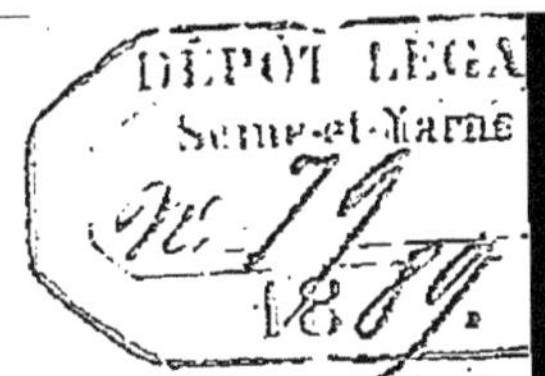

HYPNOTISME

ÉTATS INTERMÉDIAIRES

ENTRE

LE SOMMEIL ET LA VEILLE

PAR

COSTE DE LAGRAVE

Docteur de la Faculté de médecine de Paris.
Médecin-major.
Médaillé du Tonkin.
Officier du Nichan Iftikar.
Chevalier de l'ordre du Dragon-Vert
de l'Annam.
Chevalier de l'ordre royal du Cambodge.

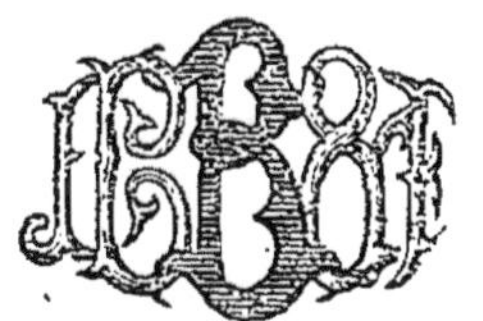

PARIS

LIBRAIRIE J.-B. BAILLIÈRE ET FILS

19, rue Hautefeuille, près du boulevard Saint-Germain.

—

1888

PRÉFACE

A la suite de nombreuses expériences hypnotiques, certains faits nous ont paru dignes d'attirer l'attention des personnes qui s'occupent de cette question. Les réflexions qui nous ont été fournies par ces expériences ont été notées à mesure qu'elles se produisaient. Nous les avons classées, et c'est ce travail que nous présentons à l'indulgence du lecteur.

Considérant les phénomènes d'hypnotisme comme rattachés au sommeil, nous avons étudié les différents états qui se produisent entre le sommeil et la veille.

Et d'abord la pratique de l'hypnotisme doit-elle être permise?

Il est difficile d'empêcher deux personnes de s'hypnotiser, mais il faut les prévenir des dangers qu'elles courent.

Si l'hypnotiseur est malhabile, il donnera des suggestions regrettables à son sujet, il fatiguera son système nerveux, lui occasionnera des névralgies, et pourra développer chez lui l'idée de mort. C'est une idée que j'ai trouvée fréquemment chez les sujets; elle doit être combattue, il faut savoir qu'elle va survenir, et la faire disparaître dès qu'elle se produit.

Si l'hypnotiseur est malhonnête, il donnera des suggestions méchantes, comme ce saltimbanque qui suggéra à un enfant hypnotisé l'idée d'être malade, ou bien les idées de vol pourront être suggérées, idées qu'il faut repousser au contraire. Cet hypnotiseur malhonnête doit être poursuivi et puni.

Les phénomènes d'influence sont si peu connus, les phénomènes de l'hypnotisme sont si variés, qu'il vaut mieux autoriser la pratique de ces expériences.

Mais il faut que ce soient des hommes présentant de sérieuses garanties qui les instituent. Il ne doit pas être permis au premier venu de s'exercer sans avoir appris.

Les représentations publiques surtout doivent être surveillées. Les proscrire serait exagéré.

Toute science au début doit être vulgarisée, connue ; le merveilleux disparaît peu à peu. Les charlatans sont mis à part, et ce qui passe dans le domaine commun intéresse moins.

Dans une étude prochaine, nous nous occuperons des suggestions et de la transmission des idées.

HYPNOTISME

CHAPITRE PREMIER

États hypnotiques. — Quand une personne
a été hypnotisée, elle peut présenter plusieurs
phénomènes. D'après certains auteurs bien
connus, ces phénomènes ont été classés et les
différentes classes ont reçu le nom de *léthargie, catalepsie, somnambulisme.*

Mais, outre ces états, il y en a d'autres qui
peuvent se produire ou que l'on peut provoquer.
Étant donné un sujet hypnotisable, on peut le
faire passer par une série de transformations et
c'est cette série qu'il est intéressant d'étudier.

Quelques notions sont d'abord nécessaires.

Éducation du sujet. — Il faut se prémunir d'avance contre l'éducation du sujet. Tel sujet se met en léthargie sous n'importe quelle manœuvre de l'hypnotiseur, qu'il connaît et qui l'a déjà hypnotisé plusieurs fois; si c'est un sujet dressé d'après l'École de Paris, il reproduira parfaitement les trois états classiques : léthargie, catalepsie, somnambulisme. Il reproduira, par le fait de l'éducation, l'état cataleptique à la suite du léthargique, par le fait du soulèvement des paupières. Il reproduira également, par le fait de l'éducation, l'état somnambulique, à la suite de l'état cataleptique, par le fait d'une pression sur le front, mais cette manœuvre, ouverture des yeux, pression sur le front, peut être remplacée par une autre.

On peut instruire le sujet à passer d'un état dans un autre à tel ou tel signe et chaque sujet pourra recevoir une éducation différente, pourra réagir à des signes différents. Le même signe pourra provoquer chez un sujet la léthargie, chez l'autre le somnambulisme, chez l'autre le réveil.

Cette question de l'éducation du sujet mérite d'être approfondie et l'hypnotiseur ne s'aperçoit pas toujours de la manière dont il a éduqué son sujet.

Facultés hypnotiques. — En prenant les différentes facultés nerveuses, on peut envisager la sensibilité et la motricité, répondant aux nerfs sensitifs et aux nerfs moteurs. Parmi les facultés cérébrales, on peut classer la mémoire, la volonté, le raisonnement. Si, en hypnotisant un sujet, on supprime toutes les facultés, sauf une, cette seule faculté qui persistera sera plus développée qu'à l'état normal ; c'est ainsi qu'on aura l'hyperexcitabilité neuro-musculaire, l'hyperexcitabilité de sensibilité, pouvant, celle-là, se localiser soit sur la vision, soit sur l'ouïe, soit sur le toucher.

Hyperexcitabilité générale. — Il y a une hyperexcitabilité générale qui ne demande qu'à se manifester, qu'à se localiser au gré de l'hypnotiseur.

Suivant que cette hyperexcitabilité est localisée, on peut produire différentes formes d'états hypnotiques. Ces formes ont été décrites. Les exemples, les observations, varient suivant les auteurs.

Je vais essayer de les ramener aux types les plus simples et de les classer.

Nous allons examiner successivement l'hyperexcitabilité localisée sur les facultés suivantes :

Volonté.	Jugement.
Sensibilité.	Tact.
Vue.	Exécution des ordres.
Ouïe.	Réceptions des suggestions.
Toucher.	Perception de la pensée.
Motricité.	Attention.
Mémoire.	Obéissance.
Intelligence.	Parole.
Raisonnement.	Amour.

Volonté. — La volonté est toujours annihilée chez le sujet hypnotisé, il n'a que celle de l'hypnotiseur pour guide, il obéit à tous ses ordres, et les désirs de l'hyptoniseur sont des ordres que le sujet s'empresse d'exécuter dès qu'il les perçoit.

Sensibilité. — Cette faculté peut être hyperexcitée. On sait que les aveugles ont une sensibilité très développée, ils peuvent au toucher reconnaître le millésime d'une pièce de monnaie, ils peuvent par le tact reconnaître la couleur d'une étoffe. La sensibilité chez le sujet hypnotisé peut être encore plus développée, et se manifester dans les localisations de la vue, de l'ouïe ou du toucher : Pour la vue, il pourra voir des détails qu'une vue normale ne peut distinguer. Pour l'ouïe, il entendra des bruits à des distances extraordinaires. Pour le toucher, il dépassera la sensibilité tactile de l'aveugle.

Motricité. — Chez le sujet en catalepsie, on produit à volonté des contractures. Ces contractures sont supérieures de plus de moitié, comme force déployée, à la force produite à l'état de veille. L'hypnotiseur peut produire le fait suivant. Il met la tête du sujet sur le dossier d'une chaise, les pieds sur le dossier d'une autre chaise, le sujet s'appuie ainsi par les pieds et la tête et forme un pont rigide, contracturé entre les deux chaises, pont sur lequel une personne peut s'asseoir. Cet autre exemple est souvent renouvelé, on fait étendre le bras d'un sujet, le bras reste tendu 15 à 20 minutes, tandis qu'à l'état de veille la même personne peut le tenir à peine cinq minutes étendu.

Facultés psychiques. Mémoire. — La mémoire que nous citons la première des facultés psychiques mérite cette place. C'est une faculté bien caractérisée, qui présente un ensemble de phénomènes bien nets; elle ne pourrait être confondue avec aucune faculté voisine. Si pour quelques-uns les différences entre le raisonnement, le jugement et le tact ne sont pas bien évidentes, la mémoire, au contraire, ne pourra être confondue avec aucune autre faculté psychique.

Il est admis que dans les différentes phases de l'hypnotisme, la mémoire est abolie. Oui, elle peut l'être. Mais si on met en jeu la partie du cerveau qui a pour siège la mémoire, cette mémoire peut se trouver dans les trois phases, même la léthargie.

Dans la léthargie, la mémoire a besoin d'être provoquée, pour se manifester ; dans la catalepsie, elle se manifeste plus facilement ; dans le somnambulisme, elle se manifeste avec une facilité remarquable, telle qu'il est des sujets à la phase du somnambulisme, pouvant tromper l'hypnotiseur sur leur état. Ce n'est qu'au bout de quelques expériences que l'on reconnaît si un sujet est bien réellement éveillé ou non.

Mémoire et volonté. — Je veux parler encore de la volonté à cette place. Je veux faire voir le rôle qu'elle joue. La volonté est annihilée dans toutes les phases diverses de l'hypnotisme, on peut admettre les trois phases de l'école de Paris : Léthargie, catalepsie, somnambulisme ; on peut être partisan de l'école de Nancy qui admet six degrés et même plus ; le premier, le plus léger, est l'état de fascination, pour les uns, pour d'autres un état appelé de crédulité. J'admets pour ce premier état les mots de soumis,

charmé, enchanté, dominé, subjugué, corres-
pondant aux substantifs de charmeur, enchan-
teur, dominateur, auxquels on pourrait joindre
celui de sorcier : tous ces états diffèrent les
uns des autres par des points difficiles à définir
et par des distinctions quelquefois subtiles. Dans
ces états, la volonté est annihilée; c'est le propre
de tout état d'hypnotisme de supprimer la volonté
de l'individu. Certains auteurs ont traduit cette
même pensée par « absence de personnalité » ;
ce qui n'est pas l'équivalent. La personnalité est
un ensemble, dont une partie subsiste en plus
ou en moins dans les différents états de l'hypnotisme ; l'absence de volonté laisse intacte les
autres facultés, qui peuvent être au contraire très
développées. Il semble que dans l'état d'hypnotisme, l'organe cérébral qui préside à la volonté,
qui produit, crée les ordres auxquels tout l'organisme conscient obéit, cet organe est annihilé,
la force nerveuse qui l'animait se déverse sur
les organes de facultés psychique voisines.

Et il y aurait à faire la part des centres nerveux, encéphale et moelle d'un côté, et celle du
grand sympathique de l'autre. Le grand sympathique lui aussi réagit, reçoit des suggestions :
on peut ordonner à un sujet de bien digérer
son dîner, l'ordre est exécuté.

Volonté (suite). — C'est cette force nerveuse qui peut se transporter sur l'organe de la mémoire, et peut faire réciter une page d'un roman lue une seule fois plusieurs jours avant.

C'est la force de la volonté qui est toujours annihilée, supprimée chez le sujet hynoptisé. La volonté, telle est la base de l'hypnotisme. Volonté supprimée, volonté substituée chez le sujet et remplacée par la volonté de l'hypnotiseur, et, comme le désir est une volonté excessivement faible, il est suffisant pour provoquer des actes du sujet. Cette force nerveuse, qui est en nous et qui nous fait vouloir, est très développée ; chacun a une individualité par sa volonté. Dans l'état hypnotique, cette force nerveuse n'agissant plus sur un organe se reporte sur les organes nerveux voisins, sensibilité, vue, ouïe, toucher, motricité, etc., mémoire, jugement, etc., et donne une activité plus grande à chacune de ces facultés.

Tout homme a en lui, dans son cerveau, une puissance nerveuse donnée, plus ou moins grande, suivant les sujets.

Ouïe. — L'ouïe peut être d'une sensibilité excessivement développée : dans l'état d'hypnotisme, le sujet peut entendre des bruits insensibles à des distances plus grandes, et que nulle oreille, à l’état de veille, ne serait capable d’entendre dans les mêmes conditions.

Toucher. — Le toucher peut aussi être excessivement développé, et suit en cela les mêmes modifications que les autres sens.

Facultés psychiques. — Il n’a pas encore été fait d’études sur le développement des facultés psychiques dans l’état d’hypnotisme, on n’a observé que des faits physiques. Les manifestations de l’ordre moral ont été l’objet d’expériences dépourvues de tout caractère scientifique. Celles qui sont le plus connues sont du genre des suivantes :

Trouver un objet. — Le sujet étant mis dans un état approprié, on lui bande les yeux, une personne cache un objet, puis donne la main au sujet qui a les yeux bandés. Par ce simple contact de la main, le sujet a une indication suffisante pour trouver l’endroit où est caché l’objet. Ce contact remplace les indications de la parole, c’est une façon de transmettre et de percevoir une idée, connue à l’un, inconnue à l’autre. Ce fait a été renouvelé bien souvent et avec succès par des amateurs de merveilleux.

Somnambules des foires. — Des faits d'un genre différent ont lieu journellement et en grand nombre. Ils sont exploités par une légion de charlatans. Je veux parler des somnambules que l'on trouve dans toutes les foires des environs de Paris. Il se produit des faits sur lesquels je ne veux pas trop insister, car ils sont dépourvus de tout esprit scientifique de la part de ceux qui exploitent le public, mais ces faits existent et peuvent être reproduits. Ils sont basés sur l'hyperexcitabilité des facultés psychiques : prévision, raisonnement, jugement, déduction. — Dans cet état, la personne hypnotisée fait preuve d'une perception remarquable, elle met en jeu ses facultés psychiques, et donne des résultats pour le raisonnement ou les déductions, résultats analogues à ceux qui sont donnés par la contractilité ou la sensibilité. La puissance de juger ou de raisonner est considérablement augmentée. Cette augmentation de jugement, cette facilité à juger a été cause de plusieurs erreurs dans l'interprétation des faits. Le sujet, en effet, a compris l'ordre que lui donne son maître, bien avant que celui-ci ait fini de le formuler. Le sujet comprend les désirs de son maître et les exécute sans qu'ils soient exprimés. Ce phénomène tient à l'hyperexcitabilité de la perception et du raisonnement. Ces facultés peuvent être développées chez un sujet, mais comme jusqu'à présent l'attention n'a pas été portée sur ce point, leur développement n'a pas été étudié.

Enfants prodiges mathématiciens. — J'admettrais volontiers que les petits prodiges qui comptent et calculent avec une rapidité merveilleuse, font ces opérations mentales par suite d'une éducation, d'un développement qui a eu lieu pendant un état hypnotique.

Un enfant de douze ans a parcouru la France, donnant des séances de numération. Une personne lui posait un problème ; un mathématicien de bonne force avait besoin pour résoudre le problème de faire sur le papier des opérations qui duraient cinq minutes ; l'enfant de douze ans donnait la solution du problème en quelques secondes. Les cas de prodiges analogues ne sont pas nombreux, mais il y en a quelques-uns. Peut-être la science pourra-t-elle plus tard les reproduire à volonté.

Développement des facultés psychiques. — Comme je l'ai dit, jusqu'à présent les facultés psychiques ont été développées un peu au hasard, suivant les demandes faites au sujet, mais le même état peut être reproduit sur plusieurs sujets et, s'il y a une différence entre différentes personnes hypnotisées, c'est que leur éducation a été différente. Cette éducation, en effet, n'a aucune règle; jusqu'à présent, les hypnotiseurs scientifiques ont cherché, ont expérimenté, mais n'ont pas éduqué leur sujet. Cette faculté qu'ont les sujets endormis de raisonner et de juger les faits, d'en prévoir même quelques-uns, m'a été démontrée par hasard. Lors de mes premiers essais d'hypnotisme, j'avais des préoccupations. Le sujet endormi a été le premier à m'en parler, reconnaissant ou percevant ma pensée sans que je l'aie énoncée : je lui ai posé quelques questions sur la tournure que prendraient mes affaires et ces questions ont été la cause du développement intellectuel particulier chez lui, consistant en ce que j'ai appelé la *prévision*. Je crois que les termes de divination et prophétie doivent être laissés de côté comme trop explicites et préjugeant ce qui est incertain. J'ajouterai, sans discuter le fait, que certains événements m'ont été annoncés et se sont réalisés.

CHAPITRE II

SOMMEIL NATUREL

Sommeil naturel. — Sommeil profond ou passif. — Nécessité du sommeil. — Sommeil avec rêves, sommeil actif. — Transmission des idées dans le sommeil naturel. — Transmission d'états nerveux dans le sommeil naturel. — Santé. — Convalescence. — Mariage. — Influence d'une personne éveillée sur une personne endormie. — Idée suggérée dans le sommeil naturel.

Sommeil naturel. — En envisageant successivement ces différents états d'hypnotisme, je commencerai par le sommeil naturel. Cet état est celui que tout le monde connaît, et en l'étudiant, on apprend à connaître les différences qui existent entre le sommeil et les états hypnotiques. Du sommeil à la veille, il y a une série de gradations par laquelle peuvent passer certaines personnes. Les unes, le plus grand nombre, passent tout à coup du sommeil à la veille ; le passage a lieu d'un bond, la transition est nette. Chez d'autres personnes, le passage a lieu par bonds successifs et plus ou moins nombreux ; la transition peut faire parcourir au sujet endormi, successivement les différentes phases du sommeil de moins en moins profond, de plus en plus léger jusqu'au réveil.

Le sommeil naturel est caractérisé par l'inertie du système nerveux : centres nerveux, encéphale, cervelet, moelle. Il n'y a que le système nerveux de la vie végétative qui fonctionne : grand sympathique, cœur, respiration, digestion, etc.

Toutes les facultés psychiques sont supprimées, volonté, mémoire, raison, jugement, etc.

Sommeil profond ou passif. — Le sommeil profond, sans rêve, peut être appelé *passif* par opposition avec le sommeil avec rêve qui est appelé *sommeil actif.*

L'état de sommeil survient à périodes régulières, chaque jour ; le sommeil est indispensable, nul ne peut s'en passer. La quantité de sommeil varie avec les personnes, l'une ne dort que cinq heures sur vingt-quatre, l'autre a besoin de neuf heures de sommeil. Les gens nerveux, livrés aux occupations intellectuelles, dorment moins, les gens qui ont un travail manuel pénible, qui déploient de la force musculaire, dorment davantage. Les uns ont un sommeil léger, les autres ont un sommeil lourd, profond. Chez tous, le sommeil est caractérisé par l'abolition des fonctions de la vie de relation et la perte de la volonté, de la sensibilité, de la motricité.

L'état de sommeil le plus profond est caractérisé par celui où il n'y a pas de rêves. Quand le rêve survient, le sommeil est encore naturel, mais doit être rangé dans une catégorie différente, c'est le sommeil actif.

Nécessité du sommeil. — Dans le sommeil sans rêve, les échanges nutritifs se font d'une façon lente et régulière. Il semble que le sommeil apporte à l'organisme une régularité qu'il perd à l'état de veille. Car si l'état de maladie est considéré comme irrégulier, il suffit quelquefois d'un sommeil réparateur, pendant une nuit, pour remettre de certaines indispositions. Ces indispositions ne disparaîtront pas si la nuit est sans sommeil. L'influence du sommeil se fait sentir dans certaines maladies, la privation est un symptôme aggravant, car le malade qui ne dort pas est fatigué, exténué ; celui qui dort reprend des forces pendant son sommeil. Procurer le sommeil à un malade est parfois l'indication la plus pressante pour le mettre en état de lutter avantageusement avec la maladie.

Sommeil avec rêves, sommeil actif. — Le sommeil avec rêves ou actif est moins profond que le sommeil précédent, qui est le sommeil passif ; il se range dans la classe de sommeil naturel. Les rêves sont un réflexe. Autrefois les Chaldéens avaient établi une science basée sur les rêves. Il est admis que cette science a une base fausse, erronée ; peut-être plus tard découvrira-t-on les lois qui régissent ces réflexes, et expliquera-t-on les songes. Certains songes, en effet, paraissent logiques ; vous approchez une lumière d'une personne endormie, elle rêve d'incendie. D'autres sont dus à des maladies : tout le monde sait que au début de la fièvre typhoïde le malade a des cauchemars. Lors d'une digestion pénible, les cauchemars sont également fréquents. Si on se couche à droite on a des rêves gais, sur le côté gauche on a des rêves tristes, ce qui est dû à la gêne de la circulation ; le cœur est comprimé par l'estomac et le foie. On sait encore que les rêves traduisent l'état de l'âme (ensemble des facultés psychiques) : l'enfant rêve de jeux, l'adulte rêve d'amour, l'homme fait rêve d'affaires.

Dans le sommeil avec rêves, l'activité cérébrale est en jeu. La volonté est supprimée, la sensibilité, les facultés psychiques sont abolies en partie; suivant les rêves, c'est la mémoire qui s'exerce, ou le raisonnement : la mémoire peut s'exercer jusqu'au réveil, lorsque le souvenir du rêve persiste. La parole se manifeste dans les rêves, mais bien plus rarement que les autres facultés. Les uns rêvent et parlent presque toujours, les autres exceptionnellement. J'ai vu recommander de ne pas faire parler les enfants qui rêvent, car cela les rendait nerveux. Ce fait était connu avant que les phénomènes d'hypnotisme soient répandus, ce précepte était donné depuis longtemps par un vieux médecin qui n'avait jamais connu l'hypnotisme.

Transmission des idées dans le sommeil naturel. — Les suggestions peuvent être données pendant le sommeil naturel, caractérisé par les deux états précédents : Sommeil passif et sommeil actif. Aucune observation de suggestion donnée pendant le sommeil naturel passif n'a été produite et je crois que la suivante est la première.

Le docteur X*** faisait au mois de décembre 86 des expériences d'hypnotisme pour se mettre au courant de la question; il avait pris sa femme comme sujet, il se livra à une série d'expériences devenues classiques. Entre autres suggestions, il lui donna l'ordre de voler quelque chose. Ne sachant sur le moment quel objet préciser, il n'en désigna aucun. Cet ordre fut suivi d'effet, et le sujet manifesta à plusieurs reprises l'envie de prendre quelque chose ; une force la poussait à voler un objet mais elle ne savait lequel prendre, elle pouvait cependant choisir entre cinquante différents. Quelques jours après, le docteur X*** remarqua en lui-même un phénomène qui l'étonna considérablement. Il avait lui aussi envie de voler. Il avait beau se faire le raisonnement qu'il était absurde d'avoir cette envie, dès qu'il voyait un objet précieux, bracelet ou épingle d'or, il les regardait avec convoitise, il aurait voulu trouver ces objets dans un coin pour les mettre dans sa poche. Le premier jour, inquiet et honteux de ces pensées, il ne comprit pas d'où elles pouvaient lui venir ; avec la réflexion, il pensa que cette envie avait pu lui être suggérée, elle lui était venue tout d'un coup, et voici l'explication proposée. Il dormait avec sa femme, c'est pendant le sommeil que sa femme lui avait donné cette idée de voler. — Communication inconnue jusqu'alors : Deux personnes dorment à côté l'une de l'autre, sont-elles indépendantes ? Non, elles se communiquent leurs pensées, leur manière d'être, d'une façon inconsciente, mais certaine, car cette envie de voler n'avait pu passer de l'un à l'autre que pendant le sommeil. Cette envie de voler avait été suggérée à la femme en état d'hypnotisme, cette idée était restée en elle, car aucune suggestion pouvant la détruire n'avait été donnée. Dans le sommeil, l'échange d'impressions avait été suffisant pour donner au mari la même idée. Ce fait éclaire bien des inconnues.

Transmission d'état nerveux dans le sommeil naturel. — Santé. — Convalescence. — Autrefois, il était recommandé à certains malades de coucher entre deux adolescents, et le contact étant exigé, on croyait que les adolescents ou adultes donnaient au malade une partie de leur santé. Le fait avait été noté, et à notre époque n'a pas été renouvelé ou conseillé. Mais cette idée des anciens avait certainement sa raison d'être. Dans le sommeil, les jeunes gens vigoureux et bien portants, donnaient au malade la manière d'être de leur système nerveux, ils ne donnaient pas leur santé, mais ils créaient chez un malade un état bien portant. Des faits analogues existent aujourd'hui, mais il faut savoir les reconnaître. Je vais citer une observation qui, je crois, est concluante.

M. L. a une dysentérie contractée dans les pays chauds. Il est resté cinq mois atteint de cette maladie, en Extrême-Orient, a été plusieurs fois à toute extrémité. Il est revenu en France en très mauvais état. Je n'insisterai que sur les troubles digestifs et la faiblesse dans laquelle il se trouvait. Il ne pouvait faire 200 mtères à pied sans avoir besoin de se reposer. Quand il avait marché dix minutes, il avait fini sa journée et ne pouvait recommencer un pareil effort ; avec cela des digestions très difficiles, de la lypémanie, de l'hypocondrie, tristesse allant jusqu'aux pleurs, dépression très accusée. Pour combattre la tristesse, il lui est recommandé de prendre des distractions et surtout celles qui résultent d'une aimable compagnie. Il obéit au précepte une fois par semaine; chaque fois qu'il avait passé une nuit sans être seul, il était le matin vigoureux, frais et dispos, il pouvait marcher sans se fatiguer aussi vite. Quand il dormait seul, le matin, en se réveillant, il était fatigué, harassé, exténué, moulu, comme s'il venait de faire une longue marche. Cette différence entre les deux sommeils tient évidemment à l'influence de la personne présente ou absente. Quand il dort à côté d'un adulte vigoureux et bien portant il su-

bit son influence pendant le sommeil naturel.
Quand il dort seul, il est livré à lui-même, il
subit l'influence de son tube digestif, et dort
d'un sommeil lourd, fatiguant. Réflexe des deux
côtés, réflexe par influence d'un système nerveux
étranger, réflexe par influence de troubles dyspeptiques. Cette observation s'est renouvelée
souvent pour ce malade et il a mis au nombre
des meilleurs méthodes de traitement celui
dont il est question.

Mariage. — On peut tirer des observations
de ce qui arrive journellement. Il est connu en
effet que lorsque deux personnes viennent de se
marier, elles modifient leur caractère et prennent les qualités l'une de l'autre. C'est pendant
le sommeil que se fait cette transformation,
c'est pendant le sommeil que l'influence de l'une
sur l'autre a lieu. Il y a adaptation des deux
systèmes nerveux, ils réagissent de la même façon. Cette influence, qui a lieu pendant le sommeil, cette transmission entre deux personnes
comment a-t-elle lieu ? Nous ne le savons pas,
mais elle a lieu et on ne peut la nier.

Une personne s'endort avec l'idée de se réveiller à deux heures du matin, elle est réveillée
à cette heure par la pendule. Cette personne

dormira d'un sommeil profond, et ne sera pas réveillée par un bruit intense, elle sera réveillée par un bruit imperceptible qui lui annoncera l'heure du réveil.

Influence d'une personne éveillée sur une personne endormie. — On appelle par son nom, à haute voix, une personne endormie, elle ne se réveille pas, mais son pouls bat plus vite. Il y a évidemment communication nerveuse ; il y a un réflexe produit, par conséquent réception de l'influx nerveux qui le produit ; cependant la personne endormie ne s'est pas réveillée, on ne peut dire qu'elle a entendu, elle ne se souvient pas, et n'a pas conscience de ce qui s'est passé. Ces causes et effets sont à étudier. Effets d'une personne endormie sur une personne endormie. Effets d'une personne éveillée sur une personne endormie.

Une personne est un être qui reçoit et qui produit. C'est un être qui subit à certains moments et à d'autres produit une force. C'est un organisme passif à certains moments, actif à d'autres moments ; à un état correspond le terme de *récepteur,* à l'autre correspondent les mots de *producteur,* de *moteur.* Dans le sommeil il est passif, récepteur, à l'état de veille il est actif, producteur. Entre ces deux états passif et actif il y en a d'intermédiaires, l'individu est passif pour certains actes, actif pour d'autres.

Idée suggérée pendant le sommeil naturel. — Voici une observation qui prouve d'une façon incontestable l'influence d'une personne sur une autre personne endormie.

M. X. étant en voyage, s'arrête dans une ville, hypnotise sa femme et lui donne l'ordre de l'éveiller le matin à quatre heures moins le quart. Tous deux s'endorment à côté l'un de l'autre de leur sommeil naturel. Le matin, M. X. se réveille et est tout surpris de voir son sujet endormi à côté de lui ; il le croit en faute, car il s'est réveillé tout seul et ce n'est pas son sujet qui l'a réveillé. En consultant sa montre, il trouve que, à cinq minutes près, il s'est réveillé à quatre heures moins le quart, il en conclut que ce n'est pas par hasard ; voici ce qui a dû avoir lieu. Le sujet endormi, ayant reçu l'ordre de réveiller son hypnotiseur à une certaine heure, a exécuté l'ordre, mais il a transmis l'ordre dormant de son sommeil naturel à son compagnon, dormant du même sommeil ; il lui a donné l'idée de se réveiller, il la lui a transmise par le contact ou par sa présence et cet ordre a été reçu pendant le

sommeil naturel, car M. X. n'a jamais été hypnotisé. Depuis, M. X. a essayé de se faire donner
des suggestions par le même mécanisme et il a
réussi. Il a réussi pour certains ordres, il a
échoué pour d'autres, mais il est probable que
pour les ordres qui n'ont pas été transmis, il y
avait en lui un état d'opposition. Il faut que le
terrain soit favorable pour que les ordres donnés par une personne endormie à une personne
endormie soient exécutés. L'un d'eux, qui a été
exécuté avec une certaine persévérance, est celui
d'écrire.

CHAPITRE III

IMPRESSIONNABILITÉ HYPNOTIQUE

Sommeil graduel. — Sommeil naturel avec faculté de parler — Perception des idées transmises par la parole. — Perception des idées transmises par le contact. — Obéissance. — Léthargie. — Communication mentale de la personne éveillée et de la personne endormie. — Perception. — Education du sujet. — Léthargie et catalepsie provoquées. — Tendance à reproduire les mêmes phénomènes. — Perfection de la perception. — Attractions hypnotiques. — Sommeil hypnotique spontané, ses dangers. — Idées coexistantes.

Sommeil graduel. — Lorsque l'on s'endort, si l'on s'observe parfois, voici la marche à suivre. On sent que toutes les facultés disparaissent, on ne pense à rien, il n'y a qu'une faculté qui persiste, c'est l'imagination; quelques idées viennent à l'esprit, mais elles sont maintenues en ordre par une force qui est la volonté, la conscience de soi. C'est cette conscience du moi qui maintient l'imagination et ces deux facultés sont les dernières à être supprimées; si l'imagination s'endort avant la volonté ou conscience du moi, le sommeil complet passif est obtenu, mais parfois l'imagination ne s'endort pas alors que la volonté est endormie; on a le rêve, cette faculté de l'imagination n'a pas de frein, les idées viennent en foule, se succèdent avec rapidité et le souvenir de cet état peut se conserver. Il y a une marche dans un sens, qui est le sommeil avec rêves, et une marche dans un autre sens qui est le réveil. Lorsque le rêve a lieu, le souvenir peut persister ; lorsque l'attention ou la volonté est à son tour éveillée, la force modératrice de l'imagination est aussi éveillée et le rêve n'existe plus. L'état de veille est constitué.

Pour observer ces faits, il faut que l'attention soit portée sur cette progression et, au bout de quelques exercices, une personne peut se sentir dormir jusqu'au rêve et se réveiller, se souvenir des phases par lesquelles elle passe ; elle perçoit alors que la faculté d'imagination est beaucoup plus développée, a un libre essor.

Sommeil naturel avec faculté de parler. — Certaines personnes parlent en dormant, leur sommeil est absolument naturel. Si vous leur parlez dans cet état, vous les mettez dans une classe différente du sommeil, vous produisez chez cette personne un sommeil différent de celui qu'elle a en rêvant. Vous effectuez le passage, la transition du sommeil naturel au sommeil hypnotique. Ce sommeil est régi par une personne éveillée ; cette personne éveillée peut émettre ses idées ou des ordres qui seront reçus et auront des effets chez la personne endormie.

Le sommeil naturel avec rêves est caractérisé par l'absence de volonté et la manifestation irrégulière de certaines facultés psychiques, parole, mémoire, tristesse ou gaité, etc. Ces rêves sont occasionnés par des sensations extérieures ou bien ce sont des réflexes.

Si une personne éveillée peut donner une direction aux idées, ce sommeil donnera une troisième classe, un troisième échelon, sommeil pendant lequel certaines facultés psychiques peuvent être mises en jeu, sommeil qui peut présenter des variétés, excessivement nombreuses, suivant les facultés éveillées, suivant que ces facultés seront associées, réunies, groupées, suivant que l'une sera très développée pendant que les autres le seront moins.

Quelles sont les facultés mises en jeu ? Elles varient avec les demandes adressées au sujet, avec les ordres qui lui sont donnés.

Perception des idées transmises par la parole. — On peut adresser la parole au sujet, ou employer le contact. Si on lui parle, il écoute, son attention est éveillée; si on prononce son nom, il percevra les sons et comprendra les idées émises à haute voix. En lui parlant, on développe la faculté représentée par la *perception des idées.*

Si on lui fait une question, une faculté cérébrale se manifestera, celle dont le jeu est nécessaire pour répondre à la question; aussi, suivant la question, ce sera une faculté différente qui s'exercera. Les questions peuvent avoir lieu sur les mathématiques, sur la littérature, sur la peinture, sur des événements politiques ou commerciaux, sur des actions de la vie privée, le sujet répondra et, pour chaque réponse, devra mettre en jeu une fonction spéciale, faculté de compter, imagination, sens du beau, prévisions, jugement, raisonnement, etc.

Perception des idées transmises par le contact. — Si la communication, au lieu de se produire par la parole, a lieu par le contact, il y a échange d'idées par ce contact, transmission de la pensée de l'un à l'autre. Comment se fait cet échange ? La sensibilité est très développée, et perçoit par des sensations que le sujet éveillé ne perçoit pas. On peut admettre qu'il s'établit une transmission des idées analogue à la transmission par la parole. L'ouïe est une modification de la sensibilité, c'est un appareil nerveux destiné à recevoir les ondes d'une certaine nature, un langage de convention. Le tact est une manière d'être de la sensibilité, qui peut aussi bien transmettre les idées ; le sujet endormi interprète des mouvements que nous faisons et dont nous n'avons pas conscience, tellement ils sont ou imperceptibles, ou irréfléchis. Cet état-là peut être appelé *état du sujet en attention*.

Le sujet est attentif. Il est en état de sommeil attentif. Il est endormi, sauf en ce qui concerne l'attention.

Obéissance. — La faculté qui s'exerce immédiatement après l'attention est l'obéissance. Exemple : l'ordre d'étendre le bras est donné, le bras reste étendu, tant que le sujet a des forces, l'ordre de contracter certains muscles, de faire certains mouvements est exécuté aussitôt ; l'ordre peut être donné par la parole ou par les gestes ; pourvu que le sujet les comprenne, il les exécute. Les gestes en effet remplacent souvent la parole. Les passes de magnétiseurs sont un moyen de se faire comprendre du sujet. Chaque magnétiseur a ses gestes particuliers, sa manière de se faire comprendre par gestes, et il peut dresser son sujet à le comprendre très facilement. Chaque personne a ses gestes particuliers inconscients, dont il ne se doute pas, aussi quand certains hypnotiseurs font des expériences avec leur sujet, ils communiquent avec lui par des gestes aussi bien que par la parole ; le sujet hypnotisé est en état d'obéissance, et exécute les désirs du maître dès qu'ils sont manifestés, dès qu'il les comprend. Il vomit quand son maître désire ou attend qu'il vomisse, il rit ou pleure quand son maître désire ou attend qu'il rit ou qu'il pleure

Léthargie. — Cet état répond à la léthargie et à la catalepsie de l'école de Paris.

La léthargie désigne le sommeil hypnotique le plus profond.

Il y a une différence bien marquée, bien nette, entre l'état qui consiste dans le sommeil avec rêves et paroles à voix haute chez une personne isolée et l'état consistant dans le sommeil et dialogue suivi avec une personne éveillée. Dans le premier cas, en effet, le dormeur laisse ses facultés cérébrales s'exercer ; aucun ordre ne préside à leur exercice. L'imagination se fait jour dans les rêves ; suivant le sujet du rêve telle ou telle faculté peut se manifester. La parole se manifeste bien plus rarement. Beaucoup de dormeurs ont des rêves, et ne parlent pas ; ceux qui parlent se mettent plus facilement en communication avec une personne éveillée, le dormeur émet une idée, qui peut être suivie, développée par la personne éveillée.

Communication mentale de la personne éveillée et de la personne endormie. Perception. — Est-ce à dire que toutes les personnes qui parlent en dormant sont susceptibles de répondre ? L'expérimentation seule peut le prouver, mais je crois qu'avec une méthode appropriée, une personne éveillée peut se mettre en communication d'idées avec une personne quelconque endormie. L'important pour la personne éveillée est de se placer dans un état d'esprit analogue à celui du dormeur, analogue sur quelques points seulement et consistant dans l'exercice simultané d'une même fonction cérébrale.

Education du sujet. — Cet état, ai-je dit, correspond à la léthargie et à la catalepsie.

La différence entre ces deux états est une dif-

férence fictive, artificielle. Elle existe, les phénomènes provoqués dans l'un et l'autre état
sont différents, mais cette division existe dans
l'esprit de l'hypnotiseur et c'est pour obéir aux
ordres, aux désirs de cet hypnotiseur que le
sujet réagit d'une façon différente dans les deux
cas.

Si le sujet n'est pas dressé, il ne réagira pas,
il ne se mettra pas spontanément en léthargie
ou en catalepsie. Ce sujet, que nous venons de
tirer du sommeil indépendant pour le mettre
dans l'état de sommeil dépendant, ne réussit
pas parce que c'est la première fois qu'on lui
demande quelque chose et qu'il n'a pas été
dressé. Si vous lui faites subir une éducation, il
prendra certaines habitudes qu'il conservera et,
suivant l'éducation donnée, il présentera une
forme différente. C'est pour cela que les sujets
étudiés par les différents hypnotiseurs ont donné
des résultats différents. C'est pour ce motif que
certains sujets présentent bien caractérisées les
trois phases de léthargie, catalepsie, somnambulisme.

*Léthargie et catalepsie provoquées. — Ten-
dance à reproduire les mêmes phénomènes. —*
Nous allons examiner les différents états qui

ont été provoqués à cette période du sommeil.

Un des premiers phénomènes que le sujet accomplit, c'est de se mettre en rapport avec l'hypnotiseur, ou de s'y maintenir constamment. Le sujet fait attention aux moindres désirs. Par quel moyen? Par les sens, l'ouïe et le tact. Le sujet a les yeux fermés, j'admets qu'il ne peut y voir. Certaines personnes disent que le sujet en état de léthargie n'entend pas. Je crois qu'il entend, — et la parole est un moyen de donner des ordres aussi bien que le contact par gestes le long de la tête et des membres, gestes qui sont appelés *passes*.

Ordre est donné au sujet de tenir le bras étendu. C'est l'ordre de mettre en jeu la force excito-motrice. — Le sujet tend le bras, jusqu'à épuisement nerveux qui arrive au bout de vingt ou vingt-cinq minutes.

Ordre est donné, au moyen d'une friction localisée à l'avant-bras, de contracter les muscles fléchisseurs de l'avant-bras. La main et les doigts se fléchissent, c'est toujours la force excito-motrice qui se développe.

Ordre est donné de ne plus contracter le groupe de muscles, le membre redevient souple, le bras retombe.

Quelle que soit la manière de donner l'ordre,

qu'il soit donné par la parole ou par les gestes, il est exécuté; le geste peut varier suivant l'éducation du sujet, jusqu'à présent, les frictions légères ou les passes ont été employées; une passe modifiée consiste à faire parvenir un léger courant d'air sur la partie du sujet qui doit se contracter; d'autres fois, on approche un objet, électro-aimant ou métal, or ou argent, et l'ordre est toujours exécuté si le sujet a une éducation convenable. Cette éducation s'est faite bien souvent à l'insu de l'hypnotiseur qui expérimentait et recherchait ce que produiraient les différents contacts. L'hypnotiseur a dans l'idée que le contact de l'or produira une contraction. Le sujet perçoit l'attente de l'hypnotiseur et contracte les muscles en question. L'hypnotiseur a dans l'idée que le contact de l'argent produira le relâchement des muscles contractés, et la contraction des muscles en question cesse à ce contact; une fois que le sujet a appris ces phénomènes, il les reproduit chaque fois qu'ils sont demandés.

Si nous insistons sur cette perception si développée chez le sujet, c'est qu'elle forme une des bases de cet état, c'est que cette perception a été souvent développée, et que c'est une faculté qui est demandée une des premières.

J'ai eu un sujet qui avait été endormi par un amateur ; cet amateur avait cherché et obtenu que la personne se mette à genoux. Il n'avait pas été plus loin, et n'avait cherché à obtenir que ce phénomène. Lorsque j'ai, à mon tour, hypnotisé le sujet dressé, le fait de tomber à genoux se produisait sans que je le demande. Par le fait de tenir cette personne en léthargie, ou catalepsie, elle se mettait à genoux. Son éducation avait été faite dans ce sens, elle se souvenait de sa leçon et la récitait.

Perfection de la perception. — La faculté qu'a le sujet endormi de comprendre la volonté de l'hypnotiseur peut être excessivement développée. Elle augmente à mesure que les séances d'hypnotisme deviennent plus nombreuses pour le sujet ; elle est quelquefois portée à une telle intensité que l'on ne sait pas par quels moyens, par quels signes ou gestes le sujet peut percevoir la pensée de celui qui la domine. Cette faculté peut s'appeler la *perception* sans que l'on préjuge du mode de perception, elle peut être désignée aussi sous le nom d'*impressionnabilité*, qui s'adapte mieux à l'état passif du sujet. Impressionnabilité sous plusieurs rapports, ceux de la gaieté, la tristesse, la douleur, l'affection,

la haine, etc. Le sujet est impressionné par l'état
moral de son maître; si l'hypnotiseur est triste,
le sujet l'est aussi ; il ressent cette tristesse avec
une intensité exagérée. De même que lorsqu'il
contracte un groupe de muscles, il est capable
d'un effort dix fois plus grand; de même, lorsqu'il est impressionné par la tristesse, il est dix
fois plus triste qu'à l'état de veille. Aussi est-il
recommandé aux hypnotiseurs de ne pas avoir
d'émotion qui, transmise dix fois plus forte au
sujet, pourrait causer des accidents.

Attraction hypnotique. — Il y a des faits,
malheureusement trop nombreux, et qui se ré-
sument en cet exemple. Un mari de 35 ans
meurt laissant une jeune femme de 25 ans; huit
ou quinze jours après, cette femme se tue en se
jetant par la fenêtre. Quelquefois, elle laisse
trois enfants en bas âge ; ce n'est pas la misère
qui la pousse à se tuer, elle est très riche. On dit
qu'elle a eu un accès de fièvre chaude. — Je
verrais dans ce fait plutôt un phénomène d'attraction hypnotique naturelle, ayant lieu pendant le sommeil des deux époux. — Lorsqu'un
sujet a été endormi souvent, il est attiré par celui
qui l'a endormi. Il ne peut pas s'en passer, il y
a une attraction morale qui a plusieurs résultats :

Le sujet a les mêmes goûts que son hypnotiseur. Sans que l'hypnotiseur lui ait donné aucun
ordre, par le fait de tenir son sujet sous sa dépendance, il lui transmet sa manière d'être, sa
manière de juger, de raisonner, il lui transmet
même son tempérament, la difficulté de digérer
s'il est dyspeptique, ses douleurs s'il est rhuma-
mathisant, ses névralgies s'il souffre de la tête.
Ceci est un point qui n'a pas assez été mis en
lumière jusqu'à ce jour.

Ce fait est bien démontré pour cet état de
sommeil. Il l'est moins pour le sommeil profond, ou avec rêves, mais cette transmission est
analogue dans ces deux genres de sommeil différents : sommeil profond (naturel), sommeil attentif (léthargie) ; l'un est le sommeil passif, l'autre
le sommeil actif.

Sommeil hypnotique spontané, ses dangers.
— C'est pour cette raison que le sujet endormi
par son hypnotiseur s'endort tout seul ; il veut
se retrouver sous la dépendance de cette volonté
qui lui a déjà donné des ordres, il cède à cette
attraction ; pour lui, c'est un résultat naturel ;
il s'endort de ce sommeil provoqué, comme une
personne bien portante s'endort chaque jour.
Pendant ces moments, où le sujet se met spon-

tanément sous la dépendance de son hypnotiseur absent, pendant ces moments de sommeil léthargique, le sujet est sous la dépendance de son hypnotiseur, quoique absent. Le sujet obéit aux ordres qui lui ont été donnés pendant les sommeils précédents. Aussi certaines idées peuvent-elles grandir, se développer et amener des accidents. Ce sommeil, en effet, dans certaines conditions est fatigant. Si certaines facultés cérébrales inactives se reposent, celles qui sont en activité se fatiguent, s'épuisent d'autant plus vite que cette activité est exagérée. En quelques instants, des maux de tête peuvent survenir. Une fatigue cérébrale, extrême au réveil, plonge le sujet dans une lassitude et un épuisement nerveux préjudiciables à sa santé.

Idées coexistantes. — De plus, certaines idées s'accompagnent de certaines autres. Lorsque le sujet est dans les mains de l'hypnotiseur, si une idée fâcheuse se montre, au moyen d'ordres appropriés on peut la faire disparaître.

Lorsque le sujet s'endort seul en léthargie, les idées fâcheuses, nuisibles, peuvent se produire, se développer, et prendre racine dans la personnalité du sujet.

Je vais prendre un exemple qui, je crois, est commun, et qui explique les suicides par amour.

Je dis à mon sujet endormi. Tu m'aimeras. Cet ordre entraîne avec lui le dévouement sans bornes, jusqu'à la mort. Cet ordre amène avec lui l'idée de mort ; chaque fois que l'ordre d'aimer est répété, l'idée de mort grandit. Il arrive un moment où le sujet veut mourir ; l'hypnotiseur qui est présent fait disparaître cette idée en donnant l'ordre de vivre.

Mais dans le sommeil léthargique spontané, qui a lieu loin de l'hypnotiseur, cette idée de mort grandit, et peut amener des désordres fâcheux, des accidents regrettables, car personne n'est là pour combattre cette idée et l'empêcher de grandir.

J'ai pris une idée-type pour exemple, l'idée de mort ; il y en a qui ne sont pas aussi funèbres, quoique cependant très dangereuses. On a cité des vols qui avaient eu lieu par suggestion, et dans le domaine de la vie privée, c'est-à-dire en dehors de toute expérience scientifique, en en dehors même de suggestions d'amateur ou de charlatan.

Les vols commis par les femmes enceintes très honnêtes ne sont-ils pas de la même caté-

gorie? Ils peuvent s'expliquer par une suggestion d'origine inconnue jusqu'à ce jour, mais
qui se produit à certains moments, pendant la
gestation.

CHAPITRE IV

JUGEMENT HYPNOTIQUE

Jugement hypnotique. — J'ai dit que, suivant les demandes ou ordres adressés au sujet en léthargie, on provoquait des états divers : L'excitabilité musculaire, la perception ou impressionnabilité. Une autre faculté cérébrale peut se développer, c'est le jugement. Cette faculté donne plusieurs résultats, suivant le sens dans lequel on l'exerce. J'entreprends d'expliquer le phénomène qui se passe chez une classe de charlatans exploiteurs de la crédulité publique avec les somnambules extra-lucides. Certainement il y a quelque chose de vrai et de réel dans ces exhibitions, mais en somme c'est une spéculation et les phénomènes n'ont aucune valeur réelle.

Les premiers phénomènes analogues que j'ai produits l'ont été sans préméditation. Je n'ai jamais vu de somnambule extra-lucide dans les foires, j'ai entendu seulement raconter leurs faits et gestes.

Développement de ce jugement. — Dans mes premiers essais d'hypnotisme, après avoir fait quelques vérifications classiques, et ne sachant quelles expériences instituer, mes préoccupations du moment m'ont fait poser des questions à mon sujet hypnotisé. J'ai provoqué un état particulier du fait de ces questions. J'ai exigé le fonctionnement d'une faculté cérébrale que je crois être le jugement ; et je vais essayer d'exposer les résultats que m'a donnés ce nouvel état. L'attention et la perception étant mises en éveil, j'ai parlé d'un fait dont je désirais l'accomplissement très vivement. J'ai causé avec mon sujet endormi et lui ai donné quelques détails. Mon sujet m'a répondu, m'a dit ce qu'on appelle la bonne aventure, m'a annoncé que mes désirs seraient exaucés, mais dans certaines limites qu'il a indiquées et seulement dans deux ou trois mois.

Les faits sont arrivés ainsi qu'ils avaient été annoncés et contrairement à mon attente, car je ne prenais pas au sérieux ces prévisions.

Jugement s'exerçant sur les personnes. — J'ai eu occasion plusieurs fois de provoquer des appréciations ou des prévisions, et je suis obligé de reconnaître que certaines ont été d'une justesse qui m'étonnait et que je ne m'explique pas encore.

Etant donné cette faculté chez mon sujet, je lui demandais son appréciation sur quelques personnes, père, mère, frères, amis ou indifférents. Les jugements ont été donnés avec une telle précision et une telle justesse que le hasard seul ne peut en être l'origine. Pour expliquer le fait j'ai admis le développement excessif du jugement. Ce développement chez ces sujets peut s'expliquer par analogie. Cette fonction ou faculté se développe comme se développe l'hyperexcitabilité neuro-musculaire. Seulement il faut savoir la développer. J'ai posé à mon sujet dans la suite plusieurs questions de même nature, tendant à développer son jugement, et je l'ai toujours vu répondre avec tact. Les réponses n'étaient pas toujours bien explicites, mais elles étaient justes, et quand mon sujet ne savait que répondre, il le disait.

Jugement s'exerçant sur les choses. — J'ai provoqué le même état, développement du jugement, chez d'autres sujets. Il s'est produit très facilement chaque fois. Pour certains, il a fallu une éducation, un entraînement ; quelquefois la faculté ne s'est bien développée qu'au bout de plusieurs séances d'hypnotisme.

Dans une séance privée, dont je n'étais pas le promoteur, une personne demande si elle peut avoir des renseignements sur son chien qui avait été perdu quelques jours avant. Le sujet endormi et questionné dit que le chien a été volé, dans tel quartier, que le chien est rouge, que le voleur est un homme de la localité, donne des renseignements reconnus vrais, et qu'elle n'avait pu se procurer avant.

Par quel moyen le sujet peut-il connaître des faits intéressant des personnes étrangères qu'il n'a jamais vues ? C'est par l'intermédiaire de la personne qui interroge. Le sujet endormi tient la main de la personne qui interroge, ce contact ou une autre perception, lui indique la réponse. Quand on demande quelle est la couleur de mon chien ? le sujet répond *rouge*, parce que cette couleur lui a été indiquée par le contact de la main. La réponse satisfait toujours, elle est attendue ; elle répond aux vues, aux connaissances de celui qui interroge. Si vous mettez en face du sujet un portefeuille, il dira ce qu'il y a dedans si vous-même le connaissez. C'est la perception, l'impressionnabilité qui est en jeu ; le sujet comprend qu'il y a des billets de banque, parce que vous vous trahissez sans vous en douter, mais si vous ne savez pas combien il y a de billets, le sujet ne saura dire combien il y en a. S'il dit le nombre exact, c'est que ce nombre lui aura été livré par une personne qui le connaît et à l'insu de cette personne. Cette connaissance des objets cachés, ainsi que des idées non divulguées, est donnée par le jugement, faculté qui est d'une perfection particulière.

Jugement s'exerçant sur les pensées. — Si les questions ont trait à l'avenir, la manière de procéder de la personne hypnotisée est la même ; elle perçoit ce que vous êtes et répond d'après ces perceptions. Le jugement s'exerce sur des pensées au lieu de s'exercer sur des objets. Il ne faut pas oublier que cette faculté est excessivement développée et que le sujet peut avoir des prévisions justes, peut porter des jugements vrais ; l'avenir et l'expérimentation dévoileront ce qu'il faut prendre comme réel ou laisser comme faux.

Développement du jugement hypnotique pendant la veille. — Cette faculté est exercée d'une façon assez fréquente, elle est mise à profit par les charlatans, elle mérite d'être étudiée, car elle peut être l'origine d'un perfectionnement intellectuel. Tous les états provoqués pendant le sommeil peuvent trouver leur analogue à l'état de veille; le jugement qui s'exerce pendant le sommeil à un si haut degré, s'exerce aussi à l'état de veille. Le résultat pratique qui peut en être tiré est celui-ci. Développer une qualité, une faculté, pendant l'état de veille, de telle sorte qu'elle s'exerce comme à l'état de sommeil hypnotique. Ce développement intellectuel peut se provoquer de même qu'on provoque certaines suggestions ou idées. Lorsque l'hypnotiseur donne une suggestion qui doit s'accomplir à l'état éveillé, l'acte suggéré s'accomplit, l'obéissance a lieu quoique le sujet ne soit plus endormi; de même il doit être possible de provoquer chez un sujet un développement intellectuel très grand à l'état de veille, parce que ce développement s'est produit pendant le sommeil provoqué, quelle que soit la faculté mise en jeu. Il est probable que ces enfants prodiges, qui résolvaient en une minute et de tête des problèmes difficiles et longs, ont eu la faculté de raisonner très développée à l'état de veille, parce que cette faculté avait été développée pendant le sommeil, que ce soit par suggestion étrangère ou par auto-suggestion.

Persistance du développement intellectuel. — Il arrive encore ceci : lorsqu'un sujet se trouve dans cet état de développement intellectuel et qu'il y reste longtemps, il prend une manière d'être particulière, il s'habitue à rester dans cet état et ce qui est un travail pénible en commençant devient un travail aisé au bout de quelques temps. Les organes cérébraux qui président à ces facultés s'exercent et se développent, l'organe est capable d'un travail plus grand et plus parfait, et ce travail qui s'est effectué pendant le sommeil, ce développement qui a eu lieu pendant le sommeil, laissent des traces. Ils peuvent donner comme résultat final un développement persistant de l'organe et de la faculté cérébrale, une facilité persistante à accomplir le travail intellectuel.

Analogie. Persistance du développement du système musculaire. — Je vais prendre un exemple tiré du développement musculaire. Une femme est mise en état d'hypnotisme. On lui ordonne de se tenir comme une danseuse sur la pointe des orteils et en même temps de tenir les bras élevés ; elle contractera les muscles des membres inférieurs et supérieurs nécessaires à cette position gênante. Envisageons les muscles de l'épaule, la contraction peut durer vingt minutes. Si on répète cet exercice quatre fois par jour, avec des intervalles de repos bien compris, on développera les muscles de l'épaule de telle sorte qu'ils pourront doubler de volume au bout de quelques mois. Cet exercice, qui a lieu pendant l'hypnose, donne comme résultat pendant la veille un développement musculaire appréciable et aussi la fonction plus développée, la puissance plus grande des mêmes muscles. Ce travail musculaire qui aura eu lieu pendant le sommeil cataleptique seul, pourra se reproduire pendant la veille. Il ne sera peut-être pas aussi complet pendant la veille, mais il sera certainement beaucoup plus grand qu'avant les exercices faits pendant le sommeil hypnotique. Ce qui a lieu pour un groupe de muscles peut avoir lieu pour un organe cérébral, une fonction intellectuelle, le jugement ou le raisonnement. Je crois avoir obtenu un développement très appréciable du jugement chez un sujet que j'ai exercé dans ce sens. Mais les résultats ne peuvent être évidents qu'au bout d'un temps assez long ; pour le jugement ils ne sont pas toujours bien évidents, aussi j'ai institué une expérience dans un sens bien net et bien précis, sans erreur ou confusion possible avec les autres facultés intellectuelles ou avec l'état d'esprit antérieur à ces exercices ; quand les faits seront assez probants, je les produirai.

Autres facultés hypnotiques. Raison, imagination, tact. — D'autres facultés intellectuelles peuvent être développées à volonté. Le raisonnement, ou la qualité de raisonner qui est propre aux mathématiciens.

L'imagination, ou la faculté de créer des idées.

Le tact, ou la faculté de se conduire vis-à-vis de la société. A la suite des facultés, il faut placer les qualités.

Facultés et qualités de l'individu. — La faculté est une puissance, un pouvoir de l'individu.

La qualité est une manière d'être de l'individu. Grâce à cette faculté, l'imagination est une puissance de l'intelligence ; la gaîté, la tristesse, l'orgueil, l'avarice, l'économie, la prodigalité, sont des manières d'être de l'imagination, des états différents de l'individu, créant des idées.

Une classification est à établir, elle classerait toutes les facultés de l'individu et, dans une sous-division, donnerait les qualités qui se rattachent à ces facultés.

CHAPITRE V

MÉMOIRE HYPNOTIQUE

Mémoire. — Classification. — Faits passés. — Souvenir
pour le temps futur. — Analogie de la glande sous-maxillaire. — Influence hypnotique à l'état de veille. —
Influence morale. — Réceptivité et acceptation de la suggestion. Souvenir de la suggestion.

Mémoire. — Jusqu'à présent, j'ai laissé la
mémoire à l'écart. C'est que cette faculté se
reconnaît à des signes si évidents, qu'on ne peut
la confondre avec aucune autre. Les observations
faites sur elle, les résultats qui en découlent
seront faciles à constater.

La mémoire peut être provoquée pendant le
sommeil dépendant, pendant la léthargie ; elle
sera provoquée plus facilement peut-être pendant la période du somnambulisme. Si j'émets
cette idée c'est qu'il a été dit que dans la
période de léthargie, le sujet ne se souvenait
pas de ses actes ni de ses paroles. Le souvenir
peut être donné dans cette période, mais il peut
se faire que certains groupes de facultés s'éveillent successivement, comme certains groupes de

muscles entrent en activité successivement. Ces facultés qui s'éveillent ensemble ont peut-être le siège de leur fonction placé dans des points voisins du cerveau, c'est ce qui expliquerait la coordination de ces facultés analogues à la coordination des mouvements.

Cependant, quand la volonté de l'hypnotiseur le demande, la mémoire peut être éveillée, développée à n'importe quel moment du sommeil provoqué.

Classification. — La mémoire a en vue les événements passés, le temps présent ou l'avenir. Trois sortes d'ordres peuvent être donnés au sujet endormi :

1° Se souvenir d'un fait passé, dans le temps présent ; 2° se souvenir d'un fait passé, dans le temps à venir ; 3° se souvenir d'un fait actuel dans le temps à venir.

Cette classification est de peu d'importance, elle a l'avantage de classer certains phénomènes.

Faits passés. — 1° Faits passés : Si l'ordre est donné au sujet endormi de se souvenir, il se souviendra des moindres faits qui lui sont arrivés ou dont il a été le témoin. Il pourra réciter une page d'un livre lu il y a plusieurs mois, et

lu une seule fois. Cette puissance du souvenir
suffit pour servir de démonstration, si ce phénomène peut être produit, c'est la faculté de la
mémoire poussée à sa perfection extrême.

Souvenir pour le temps futur. — 2° Souvenir d'un fait passé dans un temps à venir :
Exemple. Une personne a égaré un objet, ne
se souvient plus où elle l'a mis ; elle est endormie, dans cet état, ordre lui est donné de se
souvenir où elle a mis l'objet et de s'en souvenir
après son réveil. L'ordre est exécuté.

Je ne sais si, pour réciter une page d'un livre
lu une seule fois, l'ordre pourrait s'exécuter à
l'état de veille. Je ne le pense pas, les différents
ordres s'accomplissent avec certaines modifications et la mémoire nous fournit de bons renseignements à ce sujet. L'ordre de se souvenir est
donné au sujet endormi en léthargie. Au réveil,
le sujet se souviendra du fait en question, mais,
suivant la difficulté qu'il y aura à se souvenir,
suivant le travail que la faculté cérébrale sera
obligée de faire, le sujet à l'état de veille retombera en état de domination, de servitude, de
soumission à celui qui l'a endormi. Le fait
dont il faut se souvenir, est peut-être de peu
d'importance.

Exemple : Souviens-toi où tu as mis la carte de visite de M. X., carte conservée pour avoir le nom de la personne. Cet ordre est facile à exécuter, l'effort de mémoire est petit ; le sujet, une fois éveillé, restera éveillé et se souviendra.

Si, au contraire, on donne cet ordre : « Tu réciteras dans une heure la page 10 d'un roman lu il y a un an. » Le sujet est réveillé quelques instants ; après de deux choses l'une, ou il n'exécutera pas l'ordre parce que cet ordre dépasse sa puissance de mémoire dans l'état où il est, ou bien il exécutera l'ordre, mais pour l'exécuter, il se placera dans un état voisin de celui pendant lequel l'ordre lui a été donné ; cet état est appelé *somnambulisme* par quelques-uns ; c'est un état de domination, de servitude, de soumission, d'obéissance, pendant lequel le sujet se rendort pour réciter sa page, pour se souvenir, et, pendant que cette faculté s'exerce, comme dans le sommeil provoqué, les autres facultés cérébrales sont endormies, inactives. La volonté est nulle, la puissance nerveuse disponible est utilisée pour la mémoire et les autres facultés cérébrales en sont privées pendant ce temps.

Analogie de la glande sous-maxillaire. — Une analogie peut être tirée de la physiologie.

Dans la glande sous-maxillaire, deux nerfs arrivent : Le cordon sympathique vaso-constricteur, la corde du tympan vaso-dilatateur. Si le sympathique agit, pas de sécrétion, pas de fonction; si la corde du tympan agit, sécrétion, fonction.

On peut admettre une force nerveuse cérébrale et différentes facultés cérébrales. Cette force nerveuse centrale innerve les différents organes qui président aux facultés cérébrales. C'est l'état de veille.

Si elle cesse d'innerver les facultés cérébrales, c'est l'état de sommeil, il y a un organe, une fonction cérébrale qui distribue à chaque organe la force nerveuse centrale. Cette force va innerver toutes les facultés cérébrales; mais dans le sommeil provoqué, l'hypnotiseur peut guider cette force nerveuse sur une faculté, la mémoire par exemple; l'organe qui préside à la distribution est remplacé par une volonté étrangère. Cette force nerveuse, capable d'innerver un grand nombre de facultés, est reportée sur une seule faculté, la mémoire, et produit un travail considérable.

Cette force nerveuse, répartie tout entière sur la contractilité musculaire, donne des contractions énormes, dix fois plus fortes qu'à l'état de veille. Cette force nerveuse reportée

tout entières ur la sensibilité, donne cette
perfection de sensibilité que l'on n'observe que
dans l'état hypnotique. Cette force nerveuse,
répartie tout entière sur le jugement, peut
donner au sujet une prévision dix fois plus
grande qu'à l'état normal, et qu'on appelle
alors *divination*. Or, il y a analogie avec la
glande sous-maxillaire.

L'organe cérébral, celui de la mémoire, par
exemple, est analogue à la glande.

L'innervation par le sympathique donne l'absence d'activité de la glande, analogue au sommeil de l'organe cérébral.

L'innervation par la corde du tympan donne
l'activité de la glande, analogue à l'activité de
l'organe cérébral.

Si vous supprimez l'organe qui modère la sécrétion de la glande, pour cela vous sectionnez
le grand sympathique, la glande secrètera d'une
façon exagérée, par excès de force nerveuse
arrivant par la corde du tympan.

Si vous supprimez les fonctions cérébrales, et
faites arriver à une fonction seule tout l'influx
nerveux dont le cerveau est capable, vous aurez
une exagération de cette fonction, la mémoire
prise pour exemple, et de même que la glande
sous-maxillaire secrètera à son maximum, de

même l'organe qui préside à la mémoire fonc-
tionnera à son maximum.

Il faut ajouter que ce n'est qu'une analogie, et
que cet exemple sert à faire comprendre ce qui a
lieu dans les différents états hypnotiques.

Il y a en effet des gradations nombreuses ;
depuis l'exercice d'une seule faculté qui est le
sommeil hypnotique, jusqu'à l'exercice simultané de toutes les facultés qui est la veille.

Influence hypnotique à l'état de veille. —
Même à l'état de veille, le sujet peut être dans
un état d'obéissance hypnotique. Il obéit à une
suggestion légère, il est vrai ; il se souvient d'un
fait, pour prendre toujours la mémoire comme
exemple. Dans ce cas, les phénomènes d'hypnotisme ont lieu à l'état de veille. Il y a modification dans la distribution de la force nerveuse
centrale distribuée aux différents organes. L'organe de la mémoire en reçoit un peu plus, et
c'est l'hypnotiseur qui est cause de ce changement.

Influence morale. — L'influence morale de
l'hypnotiseur est donc bien grande, puisque à
l'état de veille il régit encore les facultés cérébrales de son sujet, il peut laisser dans le cer-

veau une impression durable. Cette force nerveuse il peut la diriger vers les fonctions cérébrales qui ont pour but le bien, le développement
intellectuel et moral du sujet. Il peut aussi la
porter vers les organes cérébraux dont le fonctionnement avilit l'homme, le rend méchant,
voleur, paresseux, etc. Aussi, je suis d'avis que
l'hypnotiseur ne doit pas faire des expériences
d'un certain genre. Il est coupable quand il
ordonne au sujet : Tu voleras une montre, tu tue-
ras cet homme. Pour ma part, j'ai donné une
seule fois l'ordre de voler à un sujet, et c'est une
fois de trop. Il ne faut pas faire prendre au
sujet, d'après une expression vulgaire, des vessies
pour des lanternes, car on le prive de jugement
par ce moyen. Les suggestions reviennent, l'impression que le cerveau a reçue persiste et se
reproduit ; si elle est bonne c'est un bien, si elle
est mauvaise c'est un mal, et c'est l'hypnotiseur
qui en est cause.

Le souvenir, en effet, persiste toujours plus ou
moins. Si on dit à une personne endormie.
« Vous serez heureuse », cette suggestion lui re-
viendra à différents moments de l'état de veille.
Aussi les suggestions doivent-elles être surveillées, faites avec la plus grande prudence.

Il ne faut rien dire en plaisantant au sujet endormi, car il prend tout au sérieux ; les plus petits ordres, ceux qui paraissent insignifiants à une personne éveillée, sont des ordres rigoureux pour lui.

Réceptivité, acceptation de la suggestion. — L'état de réceptivité des ordres peut varier. Un ordre sera exécuté sur une seule injonction, l'ordre sera facile à exécuter, le sujet se trouve disposé à accomplir le fait demandé. Au contraire pour d'autres ordres, l'hypnotiseur a besoin de les renouveler souvent pour qu'ils soient acceptés du sujet. Certains ordres mêmes ne sont pas acceptés, malgré des injonctions réitérées, tel est l'exemple tiré des dipsomanes : l'ordre est donné de ne plus boire, c'est un ordre qui dépasse la puissance d'obéissance du sujet, il n'est pas capable d'obéir, ce n'est pas un terrain préparé pour recevoir cet ordre, aussi il n'obéit pas. Il est facile de savoir si un sujet endormi obéira ou non. Le sujet répond lui-même, à l'ordre tu ne boiras plus, il répond oui ou non, suivant qu'il peut ou non obéir.

Souvenir de la suggestion. — 3° Il y a une manière d'être de la mémoire particulière, et qui ne doit pas être omise. On dit que le sujet en sommeil provoqué n'a plus de mémoire, il ne se souvient en effet de rien de ce qui est arrivé pendant son sommeil. Mais si on lui donne une suggestion, son être inconscient s'en souvient, puisqu'au moment voulu, la suggestion a lieu. Le sujet ne se souvient pas de ce qui lui arrive pendant son sommeil, et cependant il faut bien que la mémoire ait lieu, pour qu'il exécute un ordre donné depuis quelque temps. C'est que la mémoire peut s'associer aux différentes facultés cérébrales, au raisonnement, à l'imagination; dans le sommeil, cette faculté de se souvenir a besoin d'être éveillée pour se manifester; si elle n'est pas éveillée par un ordre spécial, « tu te souviendras », elle entre en fonction juste ce qui est nécessaire pour accomplir l'ordre. En cela la fonction se comporte comme ses voisines. Pour l'exécution de certains ordres, il n'est besoin que d'une force de suggestion excessivement petite, quel que soit l'organe ou la faculté cérébrale mise en action.

Cette mémoire qui a lieu, qui fonctionne lorsqu'une suggestion s'accomplit, est inconsciente; pour moi c'est une mémoire amoindrie, diminuée, c'est juste ce qu'il faut pour agir, pas assez pour se souvenir de l'ordre donné. La conscience est le souvenir des actes que l'on fait, le sujet en hypnotisme est inconscient parce qu'il ne se souvient pas; les actes qu'il commet par sugges- tion sont inconscients, parce qu'il ne se souvient pas de la suggestion. A l'état de veille, il y a une partie de lui-même qui est inconsciente, celle qui ne se souvient pas, mais agit; il exécute la suggestion, il ne se souvient pas avec sa raison ou son imagination, il se souvient assez pour agir et pas plus, c'est l'être inconscient qui se souvient, mais un peu plus de mémoire donne- rait l'être conscient. On peut, à volonté, provo- quer cet état d'être conscient ou inconscient. Il faut ordonner au sujet de se souvenir.

CHAPITRE VI

PAROLE HYPNOTIQUE

Parole. — Parole en état hypnotique. — Parole pendant
le sommeil naturel actif, critérium de l'hypnose. —
Parole provoquée en léthargie. — Notion du temps.

Parole. — La parole est aussi une faculté
cérébrale. C'est elle qui a été la mieux localisée.
L'organe qui est le siège de cette fonction est la
3ᵉ circonvolution frontale ascendante gauche,
ainsi que Broca l'a démontré. Cette faculté nous
donnera des démonstrations particulières, elle
nous permettra de donner des explications basées
sur des faits anatomiques, et par analogie une
théorie générale pour toutes les facultés cérébrales, pour toutes les manières d'être de l'individu psychologique.

Supprimez l'organe, vous supprimez la fonction. — Supprimez la circonvolution de la parole, vous supprimez la parole.

La parole peut être supprimée quoique son

organe soit intact. Lorsqu'une attaque d'apo-
plexie a lieu, le siège de la lésion peut être éloi-
gné de l'organe cérébral de la parole, mais
comme toutes les facultés cérébrales dépendent
d'une force nerveuse centrale, celle-ci est supprimée et ne peut innerver les différents organes
cérébraux, celui de la parole comme les autres.

Où réside cette force nerveuse centrale, est-
elle disséminée dans tout le cerveau ou est-elle
localisée? — J'admettrai plutôt qu'elle est disséminée, résidant dans les différents organes cérébraux, et pouvant se porter dans certaines conditions sur un organe particulier. L'éducation à
l'état de veille a pour but de répartir cette force
nerveuse sur des organes spéciaux. — Les orateurs et les acteurs exercent, développent l'organe cérébral de la parole, développement qui
s'accompagne de celui d'autres organes, mais
qui est d'un exemple bien évident. — L'organe
cérébral de la parole, la 3e circonvolution frontale ascendante se développe, est innervée, reçoit
une force nerveuse plus grande. Un fait analogue a lieu pour les danseuses : les mollets, les
muscles, l'appareil d'innervation se développent par l'exercice, et aussi l'organe cérébral qui
préside à cette contraction, à cet exercice. —
L'entraînement a lieu, non seulement pour les

organes de la périphérie, mais aussi pour les organes centraux. — Pour la parole, le même travail s'opère.

Parole en état hypnotique. — La parole peut être provoquée dans le sommeil hypnotique. Il suffit de poser une question qui appelle une réponse parlée. Il y a en effet plusieurs moyens de provoquer le fonctionnement cérébral pour chaque fonction : l'un consiste à dire au sujet : «tu peux parler, parle ; tu peux voir, regarde ; Tu peux te souvenir, souviens-toi. » Un autre consiste à provoquer par une demande la fonction cérébrale ; pour la parole, une question banale suffira : « Raconte-moi ce que tu as fait hier ? » — Pour la vue : « Combien de personnes vois-tu dans ta chambre ? » — Pour la mémoire : « Récite-moi une page d'histoire ? » Mais comme pour toute faculté, il faut provoquer la parole pour qu'elle se manifeste.

Parole pendant le sommeil naturel actif. Criterium de l'hypnose. — Dans le sommeil naturel avec rêves, la parole a lieu quelquefois ; ce qui arrive par hasard peut être provoqué à volonté. La parole est même un moyen facile pour mettre un sujet sous sa domination, en son pouvoir. On lui parle dans son sommeil, il répond ; on répond à ce qu'il dit, et il perçoit votre réponse, il se met en rapport avec vous très facilement.

Parler en rêvant, est-ce un signe certain que la personne dormant, rêvant, peut être dominée par une personne éveillée ? Est-ce que toute personne qui parle en rêvant peut être mise en état de soumission, d'hypnotisme par une personne éveillée ? La solution ne sera donnée qu'avec un nombre d'observations suffisant. Pour moi, je crois que toute personne subit à différents degrés les phénomènes de suggestions. Je crois que toute personne peut être hypnotisée, mais nous ne connaissons pas encore les conditions expérimentales nécessaires. C'est pour cela que, comme les autres, j'ai eu de nombreux insuccès dans mes tentatives d'hypnotisme. Comme il est facile de soumettre une personne qui parle en dormant, il doit être aussi facile de soumettre une personne qui dort. Il faut se mettre à son niveau intellectuel. Le difficile est de savoir comment faire. Toutefois la personne qui parle en dormant sera très facilement hypnotisée.

Parole provoquée en léthargie. — La parole peut être provoquée dans toute forme de sommeil hypnotique, léthargie ou catalepsie, mais lorsque la parole est provoquée dans ces formes, le sujet passerait en somnambulisme. Cette classification, qui range en trois groupes les différents états que l'on peut provoquer, est artificielle. Les états existent certainement, la léthargie ne peut être niée, mais ce qui différencie la léthargie du somnambulisme, c'est une manière de réagir différente, c'est un développement, un éveil de facultés cérébrales différentes. La parole nous en donne le meilleur exemple.

Notion du temps. — Il est plusieurs facultés que l'on peut développer. Parmi les classifications secondaires qui pourraient être faites, la notion du temps trouverait sa place sous la dépendance du jugement. Un sujet en état d'hynoptisme a une notion parfaite du temps, ordre lui est donné d'accomplir un acte dans deux heures, l'acte est accompli au moment précis.

CHAPITRE VII

VOLONTÉ PENDANT L'HYPNOSE

Facultés simultanées. — Développement des facultés hypnotiques. — Portée de l'hypnotisme au point de vue
moral. — Voleurs et assassins. — Responsabilité, liberté
individuelle.

Volonté pendant l'hypnose. — Par le fait
que le sujet est hypnotisé, il n'a plus de volonté,
il est en état d'obéissance. Il exécute tous les
ordres, mais il faut pour cela que l'ordre soit
donné avec une volonté suffisante et que le
sommeil hypnotique soit assez profond. La
volonté en effet peut subsister en partie, ce
n'est qu'un vestige, qu'une trace, mais quelquefois le sujet refuse d'obéir. Le fait s'est montré
chez les dipsomanes, refusant de ne plus boire.
S'il est vrai que l'on arrive à triompher bien vite
de cette volonté, elle n'en existe pas moins,
puisqu'elle a été surmontée, c'est une preuve
qu'elle existe, puisqu'elle s'est manifestée. Dans

cet état, la volonté suit les mêmes vicissitudes que toutes les autres facultés, mais dans un sens différent. Elle diminue, s'amoindrit et est annihilée, tandis que les autres facultés augmentent, se perfectionnent. Si au lieu de la volonté, on envisage l'obéissance, on trouve analogie parfaite entre cette qualité et les autres facultés cérébrales, elle augmente et peut atteindre la perfection hypnotique.

Facultés simultanées. — L'intelligence, le jugement, la raison, le tact, la mémoire, la parole, s'associent avec l'obéissance, l'impressionnabilité, la sensibilité, la contractilité. A volonté, chez le sujet, on peut percevoir simultanément deux ou plusieurs de ces facultés, mais il faut tenir compte de l'éducation. Si vous exercez un sujet à contracter ses muscles, chaque fois qu'il retombera dans le sommeil hypnotique, il reprendra la même forme de sommeil, celle qui est à contractilité. C'est pour cela qu'à Paris, où on demande immédiatement au sujet hypnotisé la contractilité, on la provoque et on détermine l'état de léthargie.

Si on développe chez un sujet hypnotisé les facultés intellectuelles, raison, jugement, intelligence, mémoire, on aura un prodige d'intelligence qui pourra être consulté, qui pourra donner d'excellents conseils.

Ce n'est qu'après avoir vérifié très souvent que les avis donnés dans cet état étaient bons, que j'en ai tenu compte. Ils expliquent le succès des somnambules de foires.

Développement des facultés hypnotiques. — La volonté de l'hypnotiseur remplace celle de l'hypnotisé et peut donner des résultats. Les conditions dans lesquelles il faut se placer pour développer les facultés intellectuelles n'ont pas été étudiées jusqu'à présent. J'ai indiqué la marche à suivre, elle est très simple. Développer la faculté que l'on désire voir s'exécuter, au moyen de questions.

Je prends comme exemple le raisonnement. On pose au sujet des problèmes de plus en plus difficiles, il les résoudra successivement et arrivera à une grande rapidité dans les résultats. Son éducation se fera et il aura une aptitude spéciale pour cette faculté.

Portée de l'hypnotisme au point de vue moral. — Les expériences d'hypnotisme doivent se tourner d'un autre côté que celles qui ont lieu en ce moment. Les hypnotiseurs n'ont en vue que les phénomènes physiques. Aussi cette science, l'hypnotisme, a-t-elle un temps d'arrêt. Des théories sont établies, mais aucun fait nouveau n'est démontré. Quand on aura donné libre carrière aux expériences portant sur les facultés psychologiques, on récoltera une moisson de faits nouveaux, non connus et qui seront d'une grande utilité pour l'éducation des générations futures. En ce moment, d'un enfant vicieux, on peut faire un enfant sage et modèle, mais on ne prend comme épreuve que les sujets vicieux. Il y a plus à faire; il y a beaucoup de personnes d'une intelligence ordinaire auxquelles on peut donner une intelligence supérieure ; les gens vulgaires pourront sortir du vulgaire ; un homme qui est dans une position peu avantageuse, peu fortunée, parce que son éducation laisse à désirer, pourra devenir, par suite d'une éducation bien comprise, un individu de valeur.

Voleurs et assassins. — Il est une classe de la société qui sera l'objet d'une étude spéciale. Ce sont les voleurs et les assassins, habitants de nos prisons. Il est facile de modifier cet être qui est voleur invétéré; ce n'est pas la prison ou le bagne qui le changeront, ce sont les suggestions forcées qu'il recevra malgré lui, que je lui donnerai sans qu'il s'en doute ; je lui dirai : « Sois honnête homme » et il le sera. Ce sont les conditions seules qui sont à grouper pour que le résultat soit certain. Or, en ce moment, c'est l'opposé de ce qui devrait être qui existe : les voleurs vivent avec les voleurs, ils resteront voleurs. Ils sont séparés pendant le sommeil et encore sont-ils souvent réunis deux par deux. Cette séparation pendant le sommeil est le commencement de leur éducation morale, mais c'est un bien faible commencement et qui n'a pas de suite ; c'est cette suite qu'il importe de donner immédiatement. Il faut profiter du pouvoir immense que l'on a si facilement ; il faut étudier la manière de se rendre maître d'un esprit mal fait, vicié, pour le redresser.

Responsabilité. Liberté individuelle. — C'est une responsabilité bien grande que nous prendrons quand nous aurons la prétention de redresser le moral de nos semblables, de modifier et changer la volonté d'une personne ; c'est une question de droit qui est à approfondir, à discuter, car les deux opinions sont soutenues. Les uns se donnent le droit de diriger la conduite morale de leurs voisins, les autres ne se donnent pas le droit de redresser cette conduite et trouvent que la liberté individuelle, la liberté morale, même celle d'un voleur, doit être respectée.

Ceux qui ne fuient pas les responsabilités seront d'avis que le bien doit être fait, quels que soient les moyens. Ceux qui sont sûrs d'eux-mêmes, sûrs de leur honnêteté, de leur droiture, n'auront pas peur de redresser la conduite morale d'un homme; pour eux, c'est un devoir et ils doivent s'efforcer de l'accomplir.

CHAPITRE VIII

VEILLE HYPNOTIQUE

Dénomination des différents états hypnotiques. — Développement successif des facultés, réveil lent, successif. — Réveil, veille. — Veille hypnotique, réveil incomplet. — Degré le plus léger de l'hypnose.

Dénomination des différents états hypnotiques. — Je n'entrerai pas dans le détail des différentes classifications qui peuvent être établies, suivant que l'on développe telles facultés cérébrales simultanément. Cette classification serait artificielle. On peut à volonté faire paraître telle faculté ou la faire disparaître. Ce qu'il importe de nommer c'est le sommeil actif pendant lequel ces différents états peuvent être produits; plusieurs ont été appliqués à ce sommeil actif. Ce sont : somnambulisme, sommeil provoqué, léthargie, catalepsie ; les termes doivent être conservés. Ils désignent des états bien caractérisés ; les phénomènes qui se passent dans l'état de somnambulisme ont été autrefois examinés, développés, un seul fait était la caractéristique de cet état, celui de se promener. Mais on reconnaissait aux somnambules une perception, une habileté assez grande pour permettre de marcher sur les toits les yeux fermés, et par une nuit noire, sans faire de faux pas ; gymnastique difficile et demandant beaucoup d'adresse, épreuve dont ne seraient pas sortis des hommes adroits et agiles. On reconnaissait aux somnambuliques un regard terne fixe, ils paraissaient ne pas voir, et la définition qu'on a donnée de cet état correspond à celui que l'on peut provoquer.

Le terme d'hypnotisme a été employé depuis quelques années, et désigne plus spécialement l'état de sommeil qui correspond aux phénomènes que nous venons d'énoncer ; c'est celui que nous adopterons avec celui de sommeil actif.

Nous admettrons que la léthargie est le sommeil hypnotique le plus profond.

L'hypnose est le sommeil dans lequel se manifestent les phénomènes propres à la léthargie, à la catalepsie, au somnambulisme.

L'hypnotisme est l'ensemble des faits qui se produisent pendant l'hypnose.

Développement successif des facultés, réveil lent. — Si on parvenait à classer toutes les facultés cérébrales et à les éveiller successivement chez un sujet hypnotisé, on provoquerait un réveil successif, gradué, et on produirait une série d'états intermédiaires entre le sommeil profond et la veille ; le fait peut se produire. Lorsque l'indépendance est donnée au sujet, il n'est plus en état d'hypnotisme, il ne dépend plus que de lui-même, on lui rend en même temps sa volonté, il peut vouloir quelque chose à lui seul, il peut résister à une volonté étrangère.

Réveil. Veille. — Lorsque l'hypnotiseur dit au sujet : « Réveillez-vous », il lui ordonne de recouvrer toutes ses facultés cérébrales endormies, l'indépendance et la volonté étant comprises ; il lui ordonne d'être indépendant, de ne dépendre que de lui-même, de ne plus dépendre de lui hypnotiseur, d'avoir une volonté propre, d'agir par lui-même.

Tel est l'état de veille.

Veille hypnotique. Réveil incomplet. — Il est quelquefois difficile de distinguer l'état de veille parfait de l'état hypnotique ; quand chez un sujet hypnotisé toutes les facultés cérébrales, psychologiques sont réveillées, sauf la volonté, il sera impossible pour une personne qui parle au sujet, de reconnaître si ce sujet est ou non dominé, l'hypnotiseur lui-même pourra s'y tromper ; et le fait est arrivé. Certains sujets ne sont pas réveillés complètement, et sont laissés par l'hypnotiseur dans un état de domination qui les maintient en hypnotisme. Cet état est dangereux, car le sujet est exposé à toutes les influences extérieures, morales ou physiques, et il subit les influences mauvaises aussi bien que les bonnes. Avec un peu d'habitude, et en ayant l'esprit porté sur ce fait, l'hypnotiseur reconnaîtra bien vite si son sujet est complètement éveillé.

Degré le plus léger de l'hypnose. — On a décrit différents états par lesquels passent les sujets ; on a cherché quel était celui qui était le plus léger, l'hypnose ou état hypnotique pouvant se manifester aussi bien à l'état de veille qu'à l'état de sommeil : chez un sujet qui a été hypnotisé l'étude est facile. Vous donnez au sujet hypnotisé une suggestion à temps ; vous lui dites par exemple : « Demain à midi tu boiras un verre d'eau. » Demain à midi, le sujet sera éveillé ; certainement il boira un verre d'eau, mais pendant cet acte qui durera quelques secondes, il sera dominé: cet état de domination est un des plus faibles de l'hypnotisme, et si vous, qui l'avez endormi et lui avez ordonné de boire un verre d'eau, vous vous trouvez là au moment de cet acte, si vous lui étendez le bras, en lui disant : « Tu ne peux plus plier le bras », vous constatez que ce sujet est en votre pouvoir, est dominé parce qu'il ne peut plus plier le bras.

Si vous donnez beaucoup d'ordres à votre sujet endormi, si vous lui dites : « Pendant tout le temps que tu seras éveillée (c'est une femme) tu seras gracieuse, aimable, charmante, gaie, de bonne humeur, etc., etc., » ce fait d'obéir à beaucoup d'ordres la met davantage sous votre domination, au moment où elle accomplit vos ordres. Si, au contraire, vous lui donnez un ordre insignifiant qu'elle accomplira naturellement, qui sera dans ses habitudes, si vous lui ordonnez de se lever tard alors qu'elle se lève tard tous les jours, pendant l'accomplissement de cet ordre, elle sera bien sous votre domination, elle vous obéira, mais votre domination sera moins grande que précédemment; elle sera aussi peu accusée que possible.

Autre exemple : si vous ordonnez, pendant le sommeil hypnotique, à une couturière de rester assise un grande partie de la journée, cette suggestion la mettra aussi peu que possible sous votre domination, car elle reste assise naturellement, même lorsqu'elle n'en a pas reçu l'ordre.

Il y a divers degrés de sommeil, et les suggestions faites dans un sommeil profond sont des ordres plus formels que ceux qui sont donnés dans un sommeil léger. J'admets avec tout le monde que le sommeil hypnotique peut être plus ou moins léger, et nous verrons ailleurs ce qui différencie ces différents états.

CHAPITRE IX

INFLUENCE A L'ÉTAT DE VEILLE

Influence à l'état de veille. — Il y a un hypnotisme inconscient, une domination dont on n'a pas idée, dont on ne se doute pas, et qui a lieu entre personnes éveillées.

J'appelle cet état l'*état d'influence.* Dans les relations sociales journalières, chacun reçoit ou émet des influences dont il ne se doute pas. En prenant des exemples parmi des faits connus nous en trouvons de significatifs :

Tic de la paupière. — Un enfant a un tic, il cligne les paupières ; les enfants de l'école qu'il

fréquente, ses camarades de classe prennent ce
tic, au bout de quelques jours. Ceci est un
exemple d'influence se faisant sentir au bout de
quelques jours, donnant des résultats éloignés.

Tic de la bouche. — Je vais donner un
exemple de résultats instantanés et tirés de mon
observation personnelle, exemple à la fois d'influence éloignée et d'influence immédiate.

M. le docteur L. a un défaut de symétrie de
la bouche, il relève la lèvre supérieure plus
d'un côté que de l'autre.

C'est un défaut nerveux dont il connaît l'origine, il lui a été transmis par un professeur dont
il suivait les cours avec assiduité, confiance et
application. Mais, comme il est un peu myope, il
ne s'était pas aperçu de ce défaut chez ce professeur. A une certaine époque, il a remarqué
sur lui-même que ce défaut de symétrie dans la
bouche était exagéré et quand il a voulu le faire
disparaître, il n'y a pas réussi. Il a fait des efforts
pendant dix ans, ce défaut lui est resté, il a été
obligé de se faire une éducation spéciale pour
certaines lettres, il a appris à prononcer les S
qu'il ne pouvait plus prononcer qu'en faisant
une grimace.

Quand il a voulu rechercher de qui lui venait

ce défaut, il a trouvé qu'il le tenait du professeur en question ; il l'a trouvé facilement, car l'S qui exagérait le plus cette asymétrie, il la prononçait absolument comme lui. Il a constaté ce défaut nerveux sur lui, alors que la mauvaise habitude était prise. (Au point de vue anatomique, c'est la contraction plus grande à droite qu'à gauche du releveur commun de la lèvre supérieure et de l'aile du nez). Il a observé le fait suivant des centaines de fois. Quand il parle à quelqu'un pour la première fois, dans les traits de la physionomie de son interlocuteur, au bout de quelques minutes, le même défaut, le même tic se montre ; la contraction de l'élévateur plus prononcée d'un côté que de l'autre. Il a observé ce fait chez des personnes de toutes les classes de la société, chez des paysans, des ouvriers, chez des gens instruits, chez des serviteurs comme chez des maîtres, chez des gens qui ont mauvaise vue comme sur ceux qui en ont une excellente, et dernièrement sur un chirurgien célèbre des hôpitaux de Paris. Son attention, qui est éveillée sur ce point, lui fait constater le fait dès qu'il se produit.

Quelle explication donner ? Il y a une influence inconsciente, une transmission d'état nerveux en même temps que transmission d'idées, l'un est tel, avec des nerfs, des muscles qui se trouvent dans un certain état.

La personne inconnue qui se met en rapport intellectuel avec lui subit l'impression de son être et modifie le sien d'après celui qui est en présence. Le système nerveux de l'un influe sur le système nerveux de l'autre, cette influence produit une modification passagère si elle n'est pas renouvelée, modification qui peut être persistante si elle est renouvelée et si les circonstances la favorisent.

J'emploie le terme d'*influence*, car c'est celui qui répond le mieux aux faits. Mais il y a plusieurs termes qui correspondent à cette idée. C'est un hypnotisme éveillé. Les termes de sympathie, attraction, impressionnabilité désignent des états de la personne analogues.

Certains généraux ont eu sur leurs soldats une influence telle qu'ils les entraînaient toujours à la victoire, tel Napoléon 1er qui, avec quelques mots, suscitait des dévouements et provoquait des morts glorieuses. Cette influence est d'un autre genre, elle existe.

Influence de l'amour. — Il est reconnu que dans les premiers temps du mariage les caractères de deux époux se modifient, ils s'adaptent l'un à l'autre, ils se juxtaposent et émoussent certains angles ; ou bien ils modifient leur manière de voir, l'écriture elle-même change, et elle trahit le changement de caractère. L'échange d'impressions qui a lieu à l'état éveillé, et qui doit exister pendant la période de sommeil, donne la raison de cette transformation.

Influence de l'exemple. — L'exemple a aussi une influence.

Si on voit beaucoup de monde regarder du haut d'un pont dans la Seine, on va regarder soi-même.

Si on voit faire le bien, on fait le bien soi-même.

Influence de l'amitié. — L'amitié a une influence très marquée chez certaines personnes. On est incertain sur ce que l'on fera dans la journée ; on a l'intention de rester chez soi ; arrive un ami qui vous prend et vous emmène à la campagne. De même pour une balance sensible il faut un très petit poids pour faire pencher le plateau d'un côté.

Autres influences, rire, pleurs, hystérie. — Ces influences sont si nombreuses, si banales que les exemples en fourmillent ; elles sont connues et personne n'y fait attention, tellement elles sont fréquentes. Celles qui sont d'un autre genre, les influences de physionomie à physionomie, par exemple, ne sont pas étudiées, mais elles sont aussi fréquentes que les autres. Certaines mêmes sont connues. Vous voyez rire quelqu'un, vous riez. Vous voyez pleurer un ami, vous êtes triste.

C'est une influence de même nature que celle qui préside aux épidémies d'hystérie.

Dans une salle de théâtre, tous les spectateurs rient parce qu'un acteur sur la scène joue un rôle bouffon. C'est une épidémie de rire.

De même dans une salle d'hystériques, quand une femme a une crise, toutes les femmes l'imitent.

Dans l'histoire, les épidémies d'éternuements, de palpitations chez les étudiants allemands, les épidémies de convulsionnaires et plusieurs autres analogues, sont de même nature mais ont eu trait à des accidents rares, et qui ne se sont pas reproduits.

L'exemple du rire est excellent, car il se communique facilement, naturellement, sans effort; on voit des personnes rire parce qu'une autre rit, et sans aucun autre motif.

Bâillement. — Le bâillement nous offre aussi un exemple commun et bien connu. Le bâillement se communique, c'est un fait certain. Est-ce de la suggestion ou un phénomène d'hypnotisme ? c'est le résultat d'une influence dont nous ne saisissons pas la raison, mais dont nous constatons l'effet.

Comme le rire, le bâillement se communique tout de suite, à l'instant, dans les quelques secondes qui le suivent. On croit être une volonté indépendante, on se trompe, on reçoit l'influence de son voisin, et quand il bâille, on bâille à son tour ; par analogie, on peut parfaitement comprendre qu'il est beaucoup d'états de l'âme, d'états psychiques qui se transmettent comme le bâillement et d'une façon absolument inconsciente. En fréquentant les braves, on devient brave, en fréquentant les peureux on peut devenir peureux, en fréquentant les voleurs, on devient voleur.

Influence chez les enfants. — Cette influence est énorme chez les enfants, c'est elle qui préside au développement intellectuel, c'est elle qui est cause des succès pour les uns, des insuccès pour les autres, et cette influence est si peu connue, elle est si ignorée que l'on n'en tient aucun compte.

Voici ce qui arrive : un enfant de cinq ans est gentil, doux, obéissant, candide; on le met en classe, il devient méchant, querelleur, menteur parce qu'il subit des influences étrangères nouvelles. Il tombe malade, et reste chez ses parents, il redevient obéissant et doux. On ne sait pas combien les enfants subissent l'influence des personnes qui les environnent. Cette influence est à étudier, à surveiller, à diriger, car suivant qu'elle aura été bien ou mal choisie, l'enfant deviendra un homme de valeur ou une nullité.

Gestation.— Il y a même à faire toute une étude sur les influences extérieures que reçoit un enfant. Lorsqu'il est dans le sein de sa mère, il reçoit et subit l'influence de cette mère qui le porte neuf mois, et le préserve contre toutes les autres influences extérieures. La première éducation de l'enfant se fait dans ces neuf mois de gestation, la mère lui transmet ses qualités et ses particularités, qualités qui font les races distinctes, qualités qui différencient les hommes d'une même famille, et les distinguent des familles voisines, qualités qui donnent au caractère des instincts différents.

Première enfance. — Plus tard, après la

naissance, l'enfant subit les influences des personnes qui l'entourent, de sa mère et surtout de sa nourrice avec laquelle il se trouve la plus grande partie du temps. En grandissant, l'influence du père, qui était d'abord très faible, devient plus grande, car sa présence, son contact s'impriment sur son enfant. Personne n'ignore que les émotions de la nourrice ont une résultante sur l'enfant qu'elle nourrit. Tout le monde sait qu'une personne nerveuse ne peut pas élever un enfant, cet enfant est lui-même nerveux, enclin aux accidents nerveux, convulsions et autres, et meurt, tandis qu'il est recommandé de prendre une nourrice de la campagne, calme et douce, ne se mettant pas en colère ; son nourrisson dormira toute la journée.

J'ai vu une mère qui causait à sa fille âgée de moins de deux ans ; la fille ne parlait pas, mais semblait comprendre d'une façon rudimentaire ce que lui disait sa mère. Cette petite fille faisait son éducation de la parole ; tous ces sons qui frappaient son oreille étaient autant d'impressions qui se fixaient et modifiaient son cerveau ; il est à présumer qu'élevée par cette mère qui lui parle beaucoup, elle parlera aussi beaucoup, son intelligence éveillée de meilleure heure se développera davantage. Notons cependant que,

Coste de Lagrave. — Hypnotisme. 7

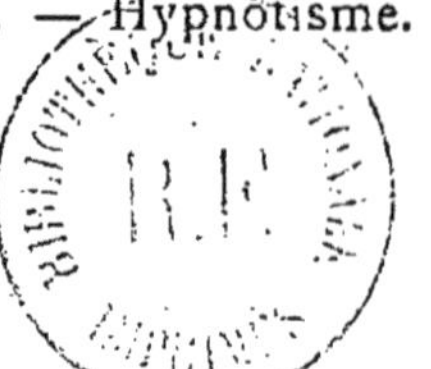

plus tard, elle était prédisposée aux méningites. Elle a six ans en ce moment.

L'éducation dont je parle, les influences qui ont éveillé son intelligence en sont peut-être cause. Chez un autre enfant, au contraire, les impressions extérieures seront bien moins nombreuses, sa mère ne lui parlera pas, le laissera seul le plus souvent, aussi cet enfant jusqu'à quatre ans sera taciturne, sournois, ne parlant pas, ne faisant pas de bruit, et ce n'est que lorsque les impressions extérieures viendront modifier son état, lorsqu'il ira avec de petits enfants de son âge, que son cerveau se développera, il deviendra causeur, plus gai et plus ouvert.

Influence de la seconde enfance. — Les influences auxquelles sont soumis les enfants plus âgés sont difficiles à saisir, elles sont trop nombreuses : influence des parents qui reste toujours très grande, influence des professeurs, des camarades de classe ; influence des nécessités créées par la lutte pour l'existence et qui développe les mauvais instincts, vol, mensonge, paresse, etc. Il faut que les influences contraires et qui sont l'origine des bons instincts, soient plus fortes, plus nombreuses, plus imprimées, pour qu'elles combattent les influences mauvaises; l'influence de certaine personne est plus grande que celle des autres, mais il n'y a aucun facteur qui doit être négligé, jusqu'à l'orgue de Barbarie qui joue dans la rue et donne des distractions ; cette influence de hasard peut combattre l'influence par laquelle l'enfant travaillait.

Voici une observation mettant bien en évidence cette influence plus ou moins grande suivant la personne.

A l'époque où j'expérimentais les phénomènes d'hypnotisme provoqués à l'insu du sujet, j'allais dans une famille où se trouvait un petit garçon de dix ans, très nerveux et très intelligent. Un jour, la conversation générale portait sur l'hypnotisme. L'enfant m'accusa de vouloir l'endormir parce que je le regardais. Plus tard, je constatais que, chaque fois que je le fixais, il faisait des efforts pour ne pas dormir, et me reprochait de vouloir l'endormir. Mais lorsqu'il était près de son père, entre ses genoux ou lui donnant la main, le fait de le fixer ne provoquait aucune sorte d'émotion; cette différence était due à la présence, au contact du père. Cette influence était très grande, elle est naturelle ; c'est presque toujours celle du père qui prédomine chez l'enfant.

Influence de l'adolescence et de l'âge adulte.
— Plus tard encore, à quinze et vingt ans, les influences subsistent, mais pour donner une résultante qui ne change pas beaucoup. Les premières impressions sont les plus tenaces, l'enfant grandit avec ces influences, sa croissance se fait dans une certaine direction, grâce à elles ; à trente ans, les organes ne grandissent plus, ils continuent à recevoir les impressions extérieures, mais la personnalité est plus accusée et se modifie moins profondément, les modifications ont lieu à la surface seulement ; l'homme reste ce qu'il est, s'il a un défaut, il le garde ; s'il a une qualité, il la conserve.

Les faits précédents démontrent l'existence d'une influence qui s'exerce à l'état de veille. On peut dire qu'à l'état de veille, une personne peut recevoir des suggestions, mais le terme de *suggestion* ne convient plus, car il s'applique à l'état d'hypnotisme. Celui d'*influences* n'a pas le même défaut.

Hypnotisme à l'état de veille. Variation de l'influence. — La limite entre la veille et le sommeil est pourtant bien tranchée, bien nette. Personne ne confondra une personne qui dort avec une personne éveillée, cependant il est des états où un sujet peut se trouver hypnotisé et être éveillé. De même, il est des états où une personne paraît éveillée et est endormie ou hypnotisée. Cette proposition paraît un sophisme, aussi je vais tâcher de décrire l'état qu'elle représente.

Jusqu'à présent, nous avons envisagé le sommeil passif et actif et nous avons examiné les transitions qui procurent un sommeil de plus en plus léger, de plus en plus amoindri, diminué. Nous avons vu que si on donne une suggestion à un sujet hypnotisé, cette suggestion peut durer plusieurs heures, par exemple, écrire pendant deux heures. Ce sujet est à l'état de veille, accomplit l'ordre donné, mais pendant l'accomplissement de cet ordre, une partie de lui-même est supprimée, c'est la volonté nécessaire pour faire cet acte, c'est son indépendance. Si l'ordre n'avait pas été donné, si la suggestion n'avait pas été faite, le sujet n'aurait pas accompli l'acte, ne l'aurait pas voulu. S'il écrit pendant deux heures, c'est une volonté étrangère qui en est l'origine. Il possède toute sa volonté, sauf pour un point, écrire pendant deux heures ; il est indépendant, sauf pour un fait, il obéit en écrivant ; peu importe qu'il croie ou non obéir, qu'il croie ou non vouloir, ou écrire par sa seule volonté ; dans cet acte qu'il accomplit, il est en état de soumission, il est dominé, sans qu'il s'en doute ; il obéit croyant commander.

Cette volonté, on peut la mesurer par comparaison.

Deux cas peuvent se produire :

1° La suggestion est faite à une personne qui veut bien obéir ;

2° La suggestion est donnée à une personne qui ne veut pas obéir.

Dans le premier cas, la personne veut bien écrire, mais sa volonté toute seule est insuffisante, il faut en plus une volonté étrangère qui modifie ses dispositions. Tout se passe comme si ces deux volontés se surajoutaient, s'additionnaient, le résultat est l'exécution de la suggestion.

Dans le second cas, la personne ne veut pas obéir, elle n'accomplit pas la suggestion, l'ordre donné. Les deux volontés se sont trouvées en opposition. C'est celle du sujet qui triomphe à l'état de veille. La modification cérébrale provoquée pendant l'hypnose, n'a pas été assez durable, et ne se maintient pas pendant la veille.

C'est l'influence étudiée quand elle se manifeste sur une personne hypnotisée.

Je cherche à faire comprendre que, pendant la veille, pour les personnes déjà hypnotisées, il existe un état qui est la veille modifiée, un état de veille influencée, un état de veille en obéissance, veille pendant laquelle la personne subit l'influence de celui qui l'a hypnotisé. En parlant de la volonté qui se surajoute, de deux volontés qui s'additionnent, c'est une image pour me faire comprendre, j'emploie les termes connus de tout le monde. Comment se fait le travail intime, quelles sont les transformations qui se produisent ? on ne peut émettre que des hypothèses.

CHAPITRE X

VEILLE PASSIVE

Veille passive. — Si on examine les différents états psychologiques par lesquels passe une personne qui n'a jamais été hypnotisée, on en trouve quelques-uns pendant lesquels l'activité cérébrale diminue.

En suivant une marche inverse de celle qui a été suivie jusqu'à présent, en observant ce qui se passe chez la personne éveillée qui va s'endormir, voici ce qu'on peut constater. Les facultés cérébrales et la sensibilité disparaissent petit à petit. Il arrive un moment où la personne n'est pas encore endormie, mais est bien près de l'être. Dans cet état, elle ne veut pas, elle ne sent pas, elle ne voit pas ; elle est cependant capable de vouloir, mais elle fait abstraction de sa volonté. Cet état de veille qui précède le sommeil doit attirer notre attention. Ce n'est pas de la somnolence, la pensée a lieu encore, la personne est capable de vouloir, mais elle fait abstraction de soi-même, de sa volonté, elle ne pense à rien quoiqu'elle ne dorme pas.

Cette période peut s'appeler la *veille passive*.

C'est pendant cette période de veille passive que les suggestions faites par une personne étrangère peuvent être reçues par la personne qui est dans cet état passif.

Cette période est caractérisée par la volonté du sujet de s'endormir, de supprimer le fonctionnement de ses facultées cérébrales ; en effet, la sensibilité n'existe plus, ou est bien amoindrie ; la mémoire n'existe plus, puisque la personne ne pense à rien ; pour la même raison, l'imagination, le raisonnement sont nuls, mais dans cet état, il suffit d'une petite cause pour procurer le réveil. La volonté de la personne persiste toujours : si quelques idées persistent, elles sont éparses, peu nombreuses, la personne ne les retient pas, elle ne s'y attache pas, ce sont des pensées qui arrivent toutes seules. Si cette

personne était éveillée, elle suivrait ces idées,
les développerait, mais comme elle veut s'endormir, elle ne les retient pas, elle les repousse
et le moment arrive où toute pensée étant supprimée, le sommeil se produit. Ce passage se
fait brusquement. Il y a un saut entre la veille
et le sommeil. Le sentiment du moi se perd en
ce moment. C'est la volonté qui cesse de fonc-
tionner. La volonté est la dernière faculté qui
s'endorme.

Cet état qui précède le sommeil est favorable
aux suggestions. Dans cet état on reçoit facilement les ordres d'une personne éveillée, on les
exécute de même facilement. Certainement, les
suggestions ne seront pas aussi puissantes que
dans l'état d'hypnotisme, il s'en faut de beaucoup. Mais elles seront assez fortes pour se
faire sentir, pour produire un effet ; cet état est
le meilleur état de la veille pour imprimer à ses
facultés cérébrales un mouvement vers le bien,
et cet état peut être utilisé. Je l'appelle *état
passif de la veille*. La personne est, en effet, passive, elle subit les impressions de l'extérieur,
elle fait abstraction de sa volonté, elle ne veut
plus.

Veille active. — Par opposition, il y a un

état actif de la veille. La volonté, la domination, l'énergie, en sont les caractéristiques.

Manifestation de la veille passive. — Cet état passif de la veille peut se présenter sous différentes formes, à divers degrés. Celui qui est le plus prononcé se trouve chez l'individu qui va dormir, qui est sur le point de dormir, mais qui ne dort pas encore. Il se produit encore dans le cas suivant : une personne se réveille la nuit, fait quelques mouvements, peut accomplir un acte, et se rendort quelques instant après ; la plus grande partie de ces instants constitue l'état passif de la veille, la personne ne dort pas, mais sa volonté est bien faible, ses pensées sont nulles, elle n'en a aucune. Si elle a une idée, elle n'a pas assez de force pour la mettre à exécution.

Suggestions pendant la veille passive. — Les suggestions, dans cet état, peuvent être suivies d'effet. Mais il faut se mettre dans de bonnes conditions, car le pouvoir de la personne éveillée est bien restreint.

Une personne a envie d'écrire, mais elle ne le fait pas, soit par distraction, soit par négligence, soit pour un autre motif. Si nous la mettons dans l'état de veille passive, et si nous lui ordonnons d'écrire, c'est une suggestion qui produira souvent un certain effet. La personne écrira. Le terrain est préparé pour cette suggestion, la personne ne demande pas mieux que de l'accomplir, on lui vient en aide, et ce secours suffit pour la déterminer et lui faire accomplir l'acte d'écrire.

C'est cet état de veille passive qui explique les succès obtenus, quoique les sujets n'aient pu être hypnotisés.

J'ai voulu hypnotiser madame C., atteinte de dyspepsie et de gastralgie, depuis de longues années, et pendant une crise de gastralgie. Je lui ai dit de s'endormir et lui ai suggéré l'idée qu'elle n'aurait pas mal à l'estomac. J'ai fait quelques manœuvres, regards, occlusion des yeux, main sur le front, passes, etc. Madame C... a été dans l'état de veille passive pendant plus de dix minutes, mais le sommeil hypnotique n'a pu être provoqué. Cet état a suffi pour que la suggestion ait lieu. Le mal à l'estomac a cessé tout le reste de la journée ; il n'a recommencé que le lendemain. Ces suggestions, données dans cet état, se réalisent ou non ; elles se réalisent moins bien que les suggestions données dans le sommeil hypnotique, mais, ce qu'il faut constater, c'est que certaines se réalisent.

Degré de la veille passive. — Cet état de veille passive est très accentué immédiatement avant le sommeil, mais il peut se produire à des degrés moins prononcés, et nous allons prendre des exemples.

Lorsqu'un chevreuil est poursuivi par les chiens, et qu'il s'est séparé d'eux par la fuite, il ne les entend plus ; dans sa course, les bruits lointains sont confus, il s'arrête, prête l'oreille, sent le vent, il se met dans l'état le plus favorable à recevoir les impressions, à être impressionné par les sons ou les odeurs ; c'est un état de veille passive, les autres facultés, volonté, contraction musculaire, sont supprimées pour laisser, dans toute sa perfection, l'impressionnabilité.

Lorsque des lapins jouent dans une garenne, et broutent l'herbe, si un bruit insolite se produit, ils cessent de manger, tendent leurs oreilles, reniflent l'air, ils se mettent dans le meilleur état pour être impressionnés par les bruits les plus petits. C'est l'état de veille passive.

On peut établir pour la veille la même gradation que pour le sommeil, les facultés cérébrales sont, les unes en activité, les autres au repos, mais ce qui différencie la veille du sommeil, c'est la volonté, c'est le sentiment de soi qui persiste à tous les degrés de la veille.

Bâillements. — Cette veille passive peut se rencontrer dans beaucoup de moments de la vie. Lorsqu'une personne bâille, son voisin bâille aussi, parce qu'il était à l'état passif; il a reçu cette suggestion de bâiller à l'état de veille passif. Il lui sera bien facile de ne pas bâiller par imitation. Quand il voit bâiller cette personne il faut qu'il se mette en état de veille active, il faut vouloir résister, vouloir ne pas se soumettre. Si la volonté est assez forte, et a lieu assez à temps, l'envie de bâiller ne se produira pas.

Théâtre. — Les personnes qui écoutent une pièce au théâtre sont presque toutes à l'état de veille passive ; quelques-unes sont sensibles aux suggestions d'une façon remarquable, elles pleurent à chaudes larmes sur les malheurs de l'héroïne, or c'est un fait de pure suggestion, les acteurs lancent sur la salle les idées qu'ils récitent. Les personnes de la salle sont impressionnées, quoique éveillées, et les pleurs que quelques-unes versent ne peuvent s'expliquer que par la suggestion d'un malheur imaginaire. Dans cet état de veille passive, la réceptivité des suggestions, des impressions, peut être très grande. Le propre de cette sorte de veille est de pouvoir être impressionné à un degré très élevé, dont la caractéristique est la facilité à recevoir les impressions.

Facultés cérébrales. — Les exemples que nous venons de donner ont trait à l'impression-nabilité : ouïe, odorat, vue, mais on peut exami-ner successivement ces différentes facultés céré-brales.

Ce qui arrive à l'état de sommeil hypnotique peut arriver à l'état de veille.

A l'état de veille les différentes facultés peu-vent être éveillées, surexcitées, mises en action, en travail, soit séparement soit simultanément.

Mémoire. — Examinons ce qui a lieu pour la mémoire. Nous avons tous encore présent à l'esprit la façon dont nous apprenions nos leçons par cœur au lycée; nous nous absorbions en nous-mêmes, nous ne pensions qu'à une chose, la leçon, à l'étude le silence régnait, et les dis-tractions étaient prohibées. C'est que lorsqu'une

faculté seule est en action, son activité est bien
plus parfaite que si une faculté voisine agit en
même temps. Voir un sujet risible et apprendre
une leçon se fait difficilement. Entendre un mor-
ceau de musique et apprendre quelques lignes
par cœur était impossible pour beaucoup. Ce
silence de l'étude favorisait le développement de
la mémoire à certains moments. Suivant l'occu-
pation des élèves, il favorise le raisonnement, le
jugement, l'imagination lorsque l'esprit travaille
à un problème où à un discours. Il est reconnu,
il était admis au lycée, de mon temps, que les
internes étaient meilleurs élèves que les externes.
A tous ces moments où l'élève exerce sa mémoire, sa raison, son jugement, chaque fois qu'il
fait effort pour se mettre dans la tête des faits ou
des raisonnements, c'est l'état de veille passive
qui domine ; l'élève se met dans le meilleur état
pour être impressionné ; aussi, quel que soit son
travail, il fait attention à une mouche qui vole,
et qui passe inaperçue aux autres moments. Il
est impressionné par l'auteur qu'il apprend par
cœur, par le travail qu'il fait ; les mathématiques qu'il étudie impressionnent son être et lui
donnent une tournure particulière. Le professeur
a une très grande influence sur ces élèves qui sont
si faciles à impressionner ; l'influence est grande,

parce que les élèves sont jeunes, la jeunesse est influencée facilement, puis, parce que le genre d'étude prédispose à être influencé, l'élève fait tout ce qu'il faut pour apprendre ou raisonner, il se met dans un état de veille passive, il subit les suggestions du professeur.

Influence du maître. — Du temps des Grecs, ces suggestions devaient être bien fortes puisque quand on avait dit αυτος έφη il n'y avait plus rien à dire, on s'inclinait devant l'autorité du maître, on subissait son influence. Ce sont ces suggestions qui ont fait les écoles et les sectes, et qui, plus récemment, ont fait les différentes sectes de philosophes, éclectiques, Saint-Simoniens, etc. Aussi faut-il tenir un grand compte de ces suggestions, et l'éducation des enfants est à observer avec le plus grand soin.

Influence sur l'enfant. — J'ai dit que l'enfant se laisse influencer facilement; un enfant n'a pas de volonté, il est presque constamment à l'état de veille passive, il est impressionnable, subit les impressions extérieures; suivant une idée bien ancienne, c'est une cire molle que l'on façonne à volonté. Aussi les châtiments corporels pour les enfants sont-ils réprouvés. Il n'est pas besoin de battre un enfant, l'enfant pleure tout de suite; si le père parle un peu durement, l'enfant pleure également. C'est ce pouvoir bien connu qui fait blâmer les châtiments corporels, et qui les proscrira à jamais de l'éducation des enfants, ou au moins seront-ils exceptionnels. Ce qui existe pour la mémoire existe pour le raisonnement, les enfants qui font leur devoir, problèmes, thèmes, ou discours, ont besoin du silence et du recueillement. Ils sont dans l'état de veille passive, leur volonté est nulle, ils en font abstraction, et grâce à cet état le raisonnement peut s'assimiler, s'imprimer certaines idées.

La volonté dans la veille passive. — Cet état de veille passive comporte plusieurs modes, nous venons d'en donner quelques exemples; il est caractérisé par l'absence de volonté. Dire qu'une personne à l'état de veille n'a pas de volonté peut paraître exagéré; cependant cette faculté n'est pas en action. Il suffit d'un très petit mobile pour la mettre en mouvement, mais elle reste au repos. Elle n'est pas endormie mais elle n'agit pas.

Nous avons dit que les enfants qui travaillent,

qui apprennent, qui écoutent leur professeur sont dans l'état de veille passive.

Lors des récréations, quand ils jouent, ils sont dans l'état de veille active. Leur volonté agit, s'exerce, se montre, ils ne font abstraction d'aucune faculté, ils les exercent spontanément et produisent par eux-mêmes un travail, soit musculaire, soit intellectuel.

Équilibre de la veille passive et de la veille active. — Il ne faut pas que l'état passif se produise aux dépens de l'état actif. Il y a des enfants chez lesquels l'état passif est plus prononcé ; ils sont de très bons élèves, sont très obéissants, sont les premiers en classe. Ils subissent les impressions, les suggestions du professeur mieux que les autres. Ils sont en effet dans un état qui leur permet de mieux recevoir les ordres ou suggestions et de mieux obéir ; mais c'est aux dépens de l'état actif de la veille. Aussi, arrivés à l'âge adulte, ils produiront moins que leurs camarades, ils n'arriveront pas à des positions aussi avancées, aussi en vue, car il faut avoir de l'autorité et ils en manquent.

Veille passive exclusive. — Il est arrivé à

tout le monde de se trouver dans cet état particulier; on ne pense à rien, on a les yeux ouverts, on ne regarde rien et on ne fait attention à rien, on ne sent ni douleur ni joie, on n'écoute pas les bruits qui passent inaperçus.

Cet état est une variété de la veille passive ; on ne dort pas, mais pendant cet état, l'intelligence ne se développe pas, les facultés cérébrales restent en repos et par suite, ont de la tendance à s'atrophier.

Cet état, qui est assez fréquent chez beaucoup d'enfants, amène, s'il est habituel, une paresse cérébrale qui nuit au développement complet de l'individu; l'intelligence est paresseuse, le jugement, la mémoire, l'imagination sont paresseux, restent dans l'inaction et ne s'exercent pas, or, l'exercice est la raison du développement d'un organe; si l'exercice est supprimé, l'organe disparaît.

Lorsqu'un malade est resté six mois au lit sans faire mouvoir ses membres inférieurs, les muscles se sont atrophiés, ont disparu ou ont subi la transformation graisseuse ; le fait résulte du manque d'exercice.

Par analogie, lorsque la mémoire ne s'exerce plus, elle diminue.

Certaines classes de personnes exercent constamment leur mémoire et la conservent intacte pendant toute leur vie ; tels sont les acteurs qui exercent constamment cette faculté et qui apprennent avec une facilité remarquable, même à un âge avancé.

CHAPITRE XI

RÉSULTATS DE LA VEILLE PASSIVE

Classification des différents états passifs. — Sens, facultés
psychiques. — Prédominance de la veille passive ou de
la veille active. — Impressionnabilité pendant la veille
passive. — Nature des impressions. — Acceptation des
ordres. — Impressionnabilité chez l'enfant. — Ordres à
donner aux enfants. — Influence de l'exemple. — Plaisir
des sens. — Bien-être, plaisir, douleur, en veille passive.
— Onanisme.

Classification des différents états passifs.
— Après avoir donné plusieurs exemples de
veille passive, il importe de faire une classification pour mettre en ordre les différents cas qui
se montrent tous les jours.

Prenons l'état passif au moment où il est le
plus complet, c'est-à-dire lorsqu'aucune faculté
cérébrale ne s'exerce, et examinons les cas dans
lesquels ces facultés se produisent.

L'obéissance, la soumission sont un des premiers effets de la suppression ou du repos de la
volonté; aussi trouve-t-on la soumission chez

les enfants. Chez eux, en effet, la volonté est peu accusée.

Sens. — L'impressionnabilité nous donne l'exercice des sens et du tact. Pour la vue, le matelot qui regarde au loin un point imperceptible porte toute son attention sur ce point; par l'exercice de cette faculté, la vision, il distingue une voile alors que les passagers ne voient rien. Il la voit longtemps avant eux.

L'ouïe peut s'exercer seule; lorsque dans un concert nous écoutons les morceaux de musique, l'ouïe s'exerce seule. Celui qui est en veille passive écoute et ne fait pas autre chose, il perçoit avec plaisir, tandis que celui qui est en veille active écoutera, lui aussi, mais causera, ou regardera, ou se livrera à son imagination vagabonde; il pourra se préoccuper, avoir des soucis ou se proposer un problème.

L'odorat et le goût s'exercent rarement seuls.

Facultés psychiques. — Les facultés intellecsuelles peuvent s'exercer seules ou, du moins, avec grande prédominance de l'une d'elles.

La mémoire, qui nous fournit des données précises, s'exerce seule, lorsque l'enfant apprend ta leçon ou qu'il la récite.

Le raisonnement s'exerce lorsqu'un élève cherche à résoudre un problème ; il y a opposition entre la mémoire et le raisonnement, aussi les élèves forts en mathématiques ont peu de mémoire et d'imagination, les élèves forts en littérature ont beaucoup d'imagination et de mémoire. L'imagination s'exerce seule quand la folle du logis vagabonde. Dans tous ces états où une seule faculté s'exerce, l'état de veille passive est encore assez prononcé ; il l'est de moins en moins, lorsque plusieurs facultés se produisent simultanément, car la volonté de l'individu se manifeste et la veille active se produit comme conséquence.

Prédominance de la veille passive ou de la veille active. — Chez certaines personnes, c'est la veille active qui prédomine seule, chez d'autres, c'est la veille passive.

Les gens qui se surveillent, qui posent, sont en veille active. Les professeurs qui font un cours, exposent une théorie ou font une démonstration sont en veille active, les élèves qui écoutent sont en veille passive.

Il y a des gradations qu'il est inutile de vouloir classer, car le nombre en serait trop élevé.

Pour se mettre dans l'état de veille passive, il

faut certainement faire acte de volonté, mais
l'acte de volonté une fois accompli, la volonté
peut rester en repos. La même personne peut
passer très rapidement de l'état passif à l'état
actif ou inversement. Quand deux personnes
causent et discutent un sujet, celle qui parle est
active, celle qui écoute est passive et chaque
personne, à son tour, est active ou passive

Impressionnabilité pendant la veille passive.
— Nous sommes soumis, pendant la veille passive, aux impressions du dehors, mais suivant
l'état dans lequel nous sommes, l'impression est
bien ou mal reçue. Une personne qui étudie, qui
apprend par cœur, doit être isolée du monde
extérieur; si un orgue de barbarie joue dans la
rue, elle ne pourra apprendre par cœur; cet
exemple, tiré de la mémoire, est très clair. Pour
l'imagination, il en est de même : une personne
écrit un ouvrage, le même orgue joue; la personne ne peut plus écrire, ne peut plus composer.

Il est cependant beaucoup d'occupations que
n'empêchent pas les distractions de la rue, telles
que l'orgue; c'est que la faculté cérébrale ne travaille pas seule et l'exercice qn'elle fait est moins
développé, moins parfait. Certaines personnes
apprennent par cœur dans la rue, malgré la

distraction des yeux ; toutes n'en sont pas capables.

Nature des impressions. — Les différentes impressions déterminent des états différents. Les impressions gaies déterminent la santé, les impressions tristes occasionnent les maladies. Il est en effet connu que le moral déprimé entre pour beaucoup dans l'étiologie de certaines maladies, la fièvre typhoïde par exemple ; quel que soit le mécanisme, l'effet est constant.

La réciproque est vraie, les maladies, la souffrance, prédisposent à la tristesse, la santé prédispose à la gaîté ; parmi les affections qui rendent triste, il faut citer les troubles dyspeptiques.

Toute idée émise en notre présence est reçue par nous, et donne un résultat appréciable ou non. Si on prend pour exemple les enfants chez lesquels les impressions sont plus vives, on sent la marche, la progression de ces impressions et leur résultat. Un père dit à son enfant : Tu travailleras, tu seras sage, l'enfant reçoit cet ordre et obéit. L'impression qu'il subit a un résultat, et l'ensemble de ces impressions subies pour l'enfant est très important, car cet ensemble forme la base de son éducation.

Acceptation des ordres. — Les idées imprimées aux enfants n'ont pas toujours de résultat apparent; si le maître ordonne de travailler à un enfant paresseux, l'enfant n'obéira pas; dans ce cas, l'ordre, la suggestion, pour avoir un résultat, devra être accompagnée d'impressions plus vives. Les impressions mises en usage sont d'abord la réprimande, beaucoup d'enfants y sont sensibles, alors l'idée de suggestion est admise, mais avec une certaine difficulté. Dans le sommeil hypnotique le même fait se passe, certains ordres ont besoin d'être répétés plusieurs fois avant d'être admis; quelques-uns ne sont pas acceptés et le sujet fait connaître qu'il ne peut obéir.

Impressionnabilité chez l'enfant. — Toutes les suggestions ou idées peuvent être données aux enfants, les variétés sont infinies; c'est ce qui explique que le fils ressemble au père, qu'il a la même démarche, la même façon de parler, c'est ce qui explique aussi que l'enfant adultérin ressemble à celui qu'il croit être son père. La physionomie, l'état mental se transmettent de l'un à l'autre, et avec elle une certaine ressemblance.

Ordres à donner aux enfants. — Cette facilité d'être impressionné doit être connue des maîtres, et les ordres qu'ils donnent à leurs élèves doivent s'en ressentir. Si un enfant cause, il ne faut pas lui dire: « Tu es un bavard, » il faut lui dire: « Tais-toi, ne cause pas. » En effet, en lui disant: « Tu es un bavard, » l'enfant reste bavard, on lui donne cette idée qu'il est bavard, on ne l'aide pas à se débarrasser du défaut. En lui disant: « Tais-toi, ne cause pas, » on lui donne un ordre qu'il a une certaine tendance à exécuter soit par crainte ou respect ou bonne volonté.

Autre exemple: Un enfant est paresseux et ne fait rien, le maître ne doit pas lui dire: « Tu es paresseux, tu ne fais rien, tu n'arriveras à rien, tu végèteras, tu seras le dernier; » toutes ces idées sont inutiles à mettre dans la tête d'un enfant, il admettra qu'il n'arrivera à rien, il le croira, car il croit facilement et cette croyance ne lui servira de rien. Il faut lui dire au contraire: « Sois travailleur, bûcheur, piocheur, applique-toi à tes devoirs, travaille pour arriver à avoir une belle position, sois dans les premiers, persévère. » L'enfant, qui est croyant, recevra volontiers cette idée de travail, et quand cette idée de travail aura été renouvelée assez souvent pour faire en lui une impression durable, il sera travailleur.

Influence de l'exemple. — Les suggestions ou idées peuvent être données à l'enfant par des ordres ou simplement par l'exemple. Un enfant voit voler, il aura de la tendance à imiter cet acte et à voler lui aussi. La répulsion qu'on éprouve pour les fils d'assassins est juste. Jusqu'à présent elle n'a pas été raisonnée, expliquée, elle a sa raison d'être dans l'influence du père subie par l'enfant. Dans les différents actes de la vie de famille, le père transmet sa manière d'agir à son enfant et c'est lui qui a le plus d'influence sur cet enfant, c'est le père qui lui transmettra ses qualités bonnes ou mauvaises, comme il les aura.

Plaisir des sens. — Il est un phénomène qui a été passé sous silence, il servira de démonstration et c'est l'exemple le plus facile à comprendre ; il est tiré du plaisir des sens. La veille passive est très accusée et parfaite ; la volonté de l'individu est au repos, c'est à ce moment que les suggestions sont les mieux reçues, la personne est dans des conditions d'impressionnabilité très favorables.

Les suggestions ne seront pas aussi bien reçues que dans l'état d'hypnotisme, mais elles seront beaucoup mieux reçues que dans tout autre état de veille.

Si une personne est occupée à un travail absorbant, soit l'exercice de la mémoire qui a été pris déjà comme exemple, et si une impression extérieure vient à se produire, soit un air de musique, cette personne ne peut s'empêcher d'entendre cet air, l'impression qu'elle subit est très forte, elle peut nuire à l'exercice de la mémoire. De même dans le plaisir des sens, l'impressionnabilité est excessivement développée ; à ce moment un ordre peut être donné, il sera exécuté alors qu'il ne l'aurait pas été dans d'autres conditions.

Bien-être, plaisir, douleur ou veille passive. — De plus, les suggestions sont reçues volontiers quand la personne est dans un état de plaisir et de bien-être prononcé. Il est vulgaire de dire que les personnes qui ont des cors aux pieds sont de mauvaise humeur ; elles souffrent, leur mauvais caractère s'explique naturellement. La douleur fait repousser les suggestions et les idées gaies qu'un ami voudrait leur donner.

Le plaisir a un effet contraire : la personne heureuse reçoit volontiers les suggestions et les idées. C'est pour cela que beaucoup de gens traitent les affaires à table. Un bon dîner met en gaîté, en bonne humeur; la personne sera plus favorable, et accordera plus facilement ce qu'on lui demande.

Quand le plaisir est au maximum, la réceptivité des suggestions, des ordres, des idées est au maximum. C'est un moment où l'état passif de la veille est le plus parfait.

Cet état, plaisir des sens, le plus favorable à l'état de veille, pour la réception des ordres et suggestions, est aussi le plus favorable à l'état d'hypnotisme. Un sujet en léthargie refuse d'obéir ou dit qu'il ne peut accomplir l'ordre. Que la suggestion du plaisir des sens, ou que l'acte qui le provoque ait lieu, l'ordre donné pendant cet acte sera reçu facilement. Le même ordre qui n'aurait pas été exécuté, le sera facilement.

Bien peu de personnes songent à faire une demande ou à donner un ordre pendant ce moment. Cependant, il est reconnu que les choses demandées sur l'oreiller s'obtiennent plus facilement, même lorsqu'elles ont été refusées dans la journée. Pour obtenir, il faut savoir choisir le moment : celui où l'état passif de la veille est le plus prononcé.

Onanisme. — Ici se place la question de l'onanisme.

Si la veille passive existe seule, tous les organes cérébraux sont au repos, aucun ne se développe, aucun ne se perfectionne. Il faut profiter de cette veille passive pour donner des ordres ou les recevoir ; dans l'onanisme, l'état de veille passive se produit, mais les organes cérébraux, qui président à l'intelligence, restent dans l'inaction. C'est un état fâcheux et nuisible, état qui a une grande tendance à se reproduire ; l'enfant reste dans cet état de veille passive, il se donne à lui-même une auto-suggestion, aussi est-il rebelle aux suggestions que ses parents ou voisins veulent lui donner.

Or cet état passif dans lequel il se met naturellement sans le raisonner, est celui qui rappellera le plus vite l'habitude prise. Aussi, pour lutter contre cette suggestion qui a lieu à l'état de veille passive, il faut un ordre donné à l'état d'hypnotisme. Il faut réveiller l'activité cérébrale et mettre au repos l'activité sensorielle spéciale.

CHAPITRE XII

Avantages tirés de la veille passive. —
L'état passif peut être utilisé, il amène le perfectionnement de l'individu. A l'état de veille
passive, pour qu'une suggestion se produise, il
faut que la personne à qui elle est donnée
veuille bien l'exécuter. C'est un aide qui lui est
donné pour cette action, pour cette exécution,
pour l'accomplissement de son devoir. Vous
ordonnez d'écrire à une personne qui a envie
d'écrire depuis plusieurs mois, mais qui ne le
fait pas. Cet ordre donné à l'état de veille passive peut suffire pour faire écrire.

Nous nous trouvons dans les différentes
heures de la journée à l'état de veille passive ou

active. A l'état passif, nous recevons toutes les impressions ; les personnes qui causent à côté de nous impriment en nous une manière d'être; un accident que nous voyons, une bonne action dont nous sommes témoins, sont l'origine de suggestions qui ont un résultat que nous ignorons, que nous ne pouvons constater, tellement il est petit, mais c'est cet ensemble de suggestions qui font l'éducation de l'enfant.

Lorsque Lycurgue mettait sous les yeux des mères enceintes des modèles d'hommes forts et vigoureux, c'est une suggestion qu'il donnait à la mère, pour que la mère la transmît à l'enfant. Ce fait de Lycurgue est basé sur une idée vraie qui se vérifie de nos jours pour d'autres idées. Les parents transmettent leurs qualités morales et physiques à leurs enfants ; les parents de haute taille auront des enfants de taille élevée, les parents petits auront des enfants petits. Les parents transmettent aux enfants la manière de grandir, de se développer; la mère la transmet quand elle porte l'enfant dans son sein ; le père et la mère la transmettent lorsque l'enfant grandit après la naissance. La croissance de l'enfant est soumise aux influences des personnes qui l'entourent, surtout à celle des parents.

Choix des suggestions en veille passive. —
Il est important de réglementer les suggestions
qui ont lieu à l'état de veille passive, puisque
leur ensemble modifie notre individu.

Pour les enfants, ce sont les parents qui doivent les surveiller;

Pour les adultes, chacun est son propre guide.
Il est, en effet, facile de se mettre à l'état de
veille passive ou active; il ne s'agit que de
vouloir. Quand on aura un avantage à retirer
des impressions extérieures, on se mettra à l'état
de veille passive; quand les exemples ou impressions perçus seront mauvais, on se mettra
en état de veille active.

Auto-suggestion en veille passive. —
L'adulte peut régler les suggestions qu'il
reçoit.

Il peut choisir entre les nombreuses idées qui
peuvent l'impressionner. Il peut en provoquer
chez lui : ce qui est l'auto-suggestion. Voici la
manière de procéder qui peut être employée.
Le sujet provoque chez lui l'état de veille passive; quand il s'y trouve il utilise cet état pour
se donner des ordres. Le meilleur moment est
celui où le soir, étant couché, il va s'endormir.
Il faut faire acte de volonté pour s'ordonner

quelque chose, mais l'effort est si petit que le sujet reste toujours à l'état de veille passive.

Quand il s'endort, il pense à la chose qu'il veut faire. Il y pense jusqu'à ce que le sommeil arrive.

La volonté manifestée, si petite qu'elle soit, gêne l'état de veille passive; en pensant à l'acte à accomplir, la personne qui s'endort et veut y penser, pense aussi à autre chose, elle se réveille, la marche vers le sommeil subit un temps d'arrêt ou de recul; avec l'habitude, l'éducation, on parviendra à s'endormir en pensant à l'acte à accomplir.

Il arrive d'autres fois que la volonté n'étant plus en action la personne pense à autre chose, l'imagination vagabonde, ce sont en quelque sorte des rêves à l'état de veille, ou dans une demi-somnolence. Mais pour ce fait comme pour l'autre, l'éducation, l'habitude suppléeront aux erreurs du début. Quand on se réveille au milieu de la nuit, on est encore dans un état de veille passive très propre à l'auto-suggestion, en se rendormant il faut penser à l'acte à accomplir, et laisser venir le sommeil. Pour aider la suggestion, on peut mettre sa main sur son front.

Pratique de l'auto-suggestion. — Je me suis donné des suggestions de la sorte, en m'endormant. Voici l'ordre dans lesquel je m'en suis fait quelques-unes. Ecrire, écrire, écrire... Ecrire, écrire, écrire... Ecrire, écrire, écrire... travailler, écrire, travailler... écrire, écrire, travailler... ne pas être fatigué... dormir peu... ne pas être fatigué... écrire, écrire, écrire, etc., jusqu'à ce que le sommeil arrive.

Dans cet exemple, j'ai voulu me donner quatre suggestions. Souvent je n'ai essayé de ne m'en donner qu'une. Quelle que soit la manière dont l'organisme a été modifié, et que je ne cherche pas à discuter, le résultat a été positif pour certaines suggestions.

Voici ce qu'un dyspeptique a noté immédiatement après l'avoir observé.

Exemples d'auto-suggestions. — Je me suis ordonné (hier décembre 1887) en m'endormant d'avoir faim. Ce soir à dîner, j'ai eu faim, le dîner ordinaire ne me suffit pas.

Je me suis ordonné aussi de ne pas être fatigué, j'ai marché aujourd'hui, comme je n'avais marché depuis longtemps, et je ne me suis pas fatigué ; j'ai fait un tour de force, étant donné ma santé et ce que je puis faire d'ordinaire. Je ne sens pas de fatigue, je suis seulement bien aise d'être assis et de me reposer.

Je n'ai fait cette remarque sur ces deux ordres par auto-suggestion, que lorsqu'ils ont eu lieu, lorsqu'ils ont été effectués. En mangeant je ne pensais pas que je m'étais donné l'ordre d'avoir faim ; en marchant je ne me souvenais plus que je m'étais donné l'ordre de ne pas être fatigué.

Je me suis donné ces ordres hier soir en m'endormant, et ce matin en me réveillant. Hier j'ai mis environ une demi-heure à m'endormir, et c'est pendant que je cherchais le sommeil, que je pensais à ces faits, avoir faim, ne pas se fatiguer. J'ai eu d'autres pensées, je me suis donné d'autres ordres, mais ces deux-ci ont été exécutés avec une précision remarquable, et à l'insu de ma volonté, en quelque sorte. Ils sont bien évidents. Je n'ai jamais faim et, ce soir, la faim était bien nette.

Pour la marche l'exemple est aussi incontestable. Par suite de ma maladie, je marche très peu, au bout de 20 minutes je suis exténué ; aujourd'hui j'ai marché pendant une heure et demie avec un repos d'une heure pendant la marche, j'ai fait environ 8 kilomètres, ce qui est extraordinaire pour moi.

Si l'on cherche à tirer des conclusions de ces

faits, on constate que ces deux auto-ordres ont été exécutés involontairement ; mais ils ont été accompagnés d'autres ordres, de plusieurs idées : l'imagination vagabonde, lorsqu'on oublie de penser aux ordres en question. Ces idées vagabondes ont un résultat de même que les ordres que l'on se donne ; et dans des conditions pareilles, les mêmes faits se reproduisent. Ils se reproduisent sur les personnes qui se trouvent dans les mêmes conditions, elles obéissent sans s'en douter, à leur insu.

Auto-suggestion et rêves. — Il arrivera bien souvent que le sujet de l'ordre qu'on se donne dans la veille passive sera l'occasion d'un rêve : si on pense à une personne en s'endormant on pourra en rêver, si on pense à une action, celle d'écrire, par exemple, on pourra rêver qu'on écrit ; il y a certainement une relation entre ces deux états successifs.

CHAPITRE XIII

Echelons conduisant du sommeil à la veille. — Hypnotisme pendant la veille. — Veille comparée au somnambulisme. — Veille active.

Veille et sommeil. — Si on examine les rapports, les différences qui existent entre la veille et le sommeil, on voit qu'on peut passer de l'un à l'autre état par une gradation progressive. L'éveil des facultés cérébrales peut se faire successivement ; lorsqu'elles sont toutes éveillées, le sommeil cesse, la veille commence. Quelle est la séparation de la veille et du sommeil, qu'est-ce qui différencie ces deux états ? C'est la volonté de l'individu.

Echelons conduisant du sommeil à la veille. — Nous allons passer rapidement en revue les différents états dans lesquels l'organisme peut se trouver.

D'abord le *sommeil profond,* sans rêves ou *passif,* qui occupe le sommet de l'échelle.

Puis vient le *sommeil actif,* avec rêves, quelquefois la parole se manifeste, et la mémoire persiste. Ce sommeil est indépendant de toute volonté extérieure, s'il devient dépendant on a la période suivante.

La *léthargie* est caractérisée par l'impressionnabilité, ou perception très développée. La sensibilité, l'excitabilité neuro-musculaire, la parole, la mémoire, l'ouïe, le raisonnement, le jugement peuvent exister ou ne pas exister, leur développement a lieu au gré de l'hypnotiseur.

La *catalepsie* est une période transitoire de la léthargie au somnambulisme.

Le *somnambulisme* provient de la transformation suivante.

Chez le sujet en léthargie on développe en outre, la vue, l'ouïe, la parole. Les facultés suivantes peuvent être développées ou non : mémoire, raisonnement, jugement et autres facultés intellectuelles ; quoiqu'elles soient absentes, le somnambulisme est cependant constitué.

Dans cet état comme dans les précédents : léthargie, catalepsie, les suggestions sont reçues et exécutées.

Les suggestions ne sont pas exclusives à l'état hypnotique, car les suggestions faites à l'état de veille peuvent être exécutées.

Hypnotisme pendant la veille. — Si, à un sujet hypnotisé, l'hypnotiseur donne la sensibilité, l'impressionnabilité et toutes les facultés cérébrales intellectuelles, raisonnement, jugement, mémoire, etc., il provoque un état de somnambulisme, état hypnotique très voisin de la veille. Si à ce sujet il donne l'indépendance, s'il lui ordonne de ne subir les influences de personne, sauf la sienne, le sujet ressemblera à une personne éveillée, elle pourra se conduire dans les différentes positions de la vie avec une entière connaissance de ses actes. Mais elle sera encore en état d'hypnotisme. C'est *l'état d'hypnose pendant la veille.*

Veille comparée au somnambulisme. — L'état de veille vient ensuite, il est caractérisé par la volonté propre de la personne, l'indépendance de l'individu, qui peut faire ce qu'il veut, qui peut vouloir par lui-même.

Mais il est des états de la veille où les facultés cérébrales sont bien moins développées que dans certains états hypnotiques ; à l'état de veille passive, toutes les facultés peuvent être au repos, tandis que dans le somnambulisme toutes, sauf la volonté, peuvent être en activité, même en suractivité. Le travail intellectuel peut être beaucoup plus grand et plus parfait pendant le somnambulisme, il est bien moins développé dans l'état de veille passive. A cet état toutes les facultés peuvent être au repos.

La grande différence de la veille passive et de l'hypnose, c'est que pendant la veille les facultés sont au repos, pendant le sommeil hypnotique, elles sont endormies ; pendant la veille, chaque faculté au repos peut être mise en action, en mouvement, pendant le sommeil hypnotique, chaque faculté endormie peut être réveillée isolément ou par groupe, mais une au moins, la volonté, doit rester endormie.

Pendant la veille, une faculté mise en mouvement produit un travail donné, qui est bien plus grand dans le sommeil hypnotique. Dans l'état de veille passive, chaque faculté peut être développée seule, nous avons donné des exemples de la sensibilité, de l'ouïe pour le chasseur qui écoute, de la vue pour le matelot qui regarde, des facultés intellectuelles, mémoire, raisonnement ; mais si une seule faculté agit, la volonté est peu forte, ne se manifeste pas avec intensité, tandis que lorsque les facultés qui agissent sont nombreuses la volonté est plus forte, et la veille passive tend à devenir veille active. Pendant l'état de veille passive, l'aptitude à recevoir des suggestions est très grande, on peut profiter de cet état passif qui se présente à un degré prononcé un peu avant le sommeil, pour mettre en pratique l'auto-suggestion. L'auto-suggestion consiste à se donner un ordre. Ce qui différencie les suggestions de l'état hypnotique de celles de l'état de veille, c'est que dans l'état hypnotique c'est la volonté de l'hypnotiseur, volonté étrangère, qui donne l'ordre, dans l'état de veille, c'est la volonté propre de l'individu qui se donne un ordre à lui-même.

A l'état passif de la veille, les suggestions peuvent être données par une volonté étrangère, et être exécutées.

Les suggestions faites pendant le sommeil hypnotique ont beaucoup de force, s'accomplissent le plus souvent, si elles sont acceptées.

Les suggestions faites à l'état passif de la veille ont une puissance bien faible, et ne s'accomplissent pas toujours, malgré la bonne volonté du suggestionné.

Veille active. — La veille active est caractérisée par la manifestation de la volonté ; cet

état est peu favorable à la réceptivité des suggestions, l'impression donnée par la personne
en veille active est reçue par une autre personne
en veille passive.

CHAPITRE XIV

DES DIFFÉRENTES MANIÈRES D'HYPNOTISER

Sommeil, base de l'hypnotisme. — L'hypnotisme est un sommeil partiel. Pour hypnotiser, il faut fatiguer une fonction nerveuse, et la mettre dans le sommeil.

Lorsque l'ensemble du système nerveux est fatigué, le sommeil arrive naturellement. C'est ce qui a lieu chaque jour, le sommeil de la nuit répare les fatigues de la journée. Le sommeil arrive naturellement et aussi par l'effet de l'habitude ou de l'éducation.

Tel est habitué à s'endormir à huit heures et ne peut veiller, tel autre ne s'endort qu'à minuit et ne peut dormir à huit heures, l'habitude ou l'éducation fixant le moment du sommeil.

Dans le sommeil provoqué, les mêmes faits se passent, mais au lieu de siéger sur l'ensemble du système nerveux, ils siègent sur une fonction nerveuse unique.

Nous allons examiner les différentes manières connues.

Fixation d'un objet brillant, bouchon de carafe. — Les yeux perçoivent l'impression lumineuse, le sujet la reçoit avec l'idée qu'il va s'endormir, avec la volonté de s'endormir ; dès que la fatigue de l'organe cérébral qui est le siège de la vision sera suffisante, cet organe aura besoin de se reposer, il dormira parce que la volonté du sujet le lui permet, le lui ordonne ; dormir pour cet organe fatigué est naturel, aussi naturel que pour l'ensemble du système nerveux fatigué. L'influence de la volonté est bien certaine, de même que par notre volonté nous pouvons résister au sommeil naturel que notre système nerveux réclame, de même, le sujet peut, par sa volonté, résister au sommeil de l'organe cérébral de la vision.

Le sujet le voulant bien, l'organe y étant prédisposé, le sommeil de cet organe se produit.

Ce sommeil se propage de proche en proche de cette faculté cérébrale à l'ensemble du système nerveux. On peut comparer ce sommeil qui se propage à la cristallisation d'une solution sursaturée ; lorsqu'on y jette un cristal du sel dissout, la cristallisation se propage du cristal jusqu'aux parois du récipient.

Le sommeil qui se propage à tous les organes cérébraux se propage en vertu du consentement du sujet. Si le sujet ne veut pas s'endormir, on placera inutilement un bouchon de carafe devant ses yeux.

Hypnotisme provoqué par l'ouïe : Gong ou diapason. — Lorsque c'est l'organe de l'ouïe qui est l'origine du sommeil, le phénomène est identique, les ondes sonores prolongées fatiguent l'organe cérébral de l'ouïe, d'où repos naturel demandé par l'organe, sommeil naturel consenti par la volonté du sujet, sommeil de l'organe de l'ouïe seul, mais qui se propage aux organes cérébraux voisins, toujours par la bonne volonté du sujet à s'endormir.

Fixation du regard. Fixation du doigt. — C'est l'attention qui s'exerce et se fatigue ; lorsqu'elle est fatiguée, le sommeil naturel partiel arrive, puis le sommeil général succède.

Plaisir des sens. — Il est reconnu que ce plaisir provoqué donne un très grande autorité à l'hypnotiseur sur le sujet, c'est que la fatigue nerveuse est très grande, l'organe nerveux central a besoin de repos, et est très apte à s'endormir. Plus l'organe central a été ébranlé, plus la fatigue est grande, plus le repos est nécessaire, plus le sommeil est facile à provoquer.

Sommeil provoqué par suggestion. — Dans tous les états précédents, le sommeil hypnotique a été précédé de l'état de veille passive, caractérisé par la suppression de la volonté du sujet. Cet état de veille passive est favorable aux suggestions, d'où une autre manière de provoquer le sommeil hypnotique par suggestion.

D'après certains auteurs, la suggestion doit être graduée. C'est un excellent principe. Suivant que l'hypnotiseur a plus ou moins d'imagination, il tient au sujet à endormir un discours plus ou moins long : « Fermez les yeux, vous ne voyez plus, vous avez sommeil, les paupières sont lourdes, les idées se brouillent, vous n'avez plus d'idées, la tête est lourde, vous avez sommeil, vous voulez dormir, vous dormez, dormez. »

D'autres hypnotiseurs disent au sujet : « Dormez » et répètent cet ordre plusieurs fois. Cet ordre suffit pour les sujets qui ont été déjà hypnotisés et qui obéissent immédiatement ; il est plus incertain pour les sujets qui n'auraient pas été déjà endormis, il ne parle qu'à un seul organe cérébral central, il n'agit que sur un point limité de l'idéation, la volonté. C'est attaquer la difficulté de front, c'est prendre le taureau par les cornes, mais la réussite n'a pas toujours lieu. Il est vrai que chaque hypnotiseur a plus ou moins d'autorité.

Les ordres gradués amèneront le sommeil plus facilement, ils attaquent la difficulté par morceaux, ils provoquent une série d'états, et le sujet passe facilement de l'un au suivant. Mais il ne réussit pas toujours, aussi on lui associe généralement d'autres manœuvres, occlusion des paupières, légères frictions ou passes, contact de la paume de la main, etc.

L'occlusion des paupières et les passes dites magnétiques rentrent dans les manœuvres de suggestions.

Dans l'occlusion des paupières, il y a deux phénomènes qui se produisent :

1° La suppression de la vue ; l'organe est au repos, quoique non fatigué, le sommeil succédera au repos.

2º Le contact.

Les passes dites magnétiques endorment par suggestion seule, lorsque le contact n'a pas lieu. Une manœuvre consiste à faire croire au sujet qu'on peut lancer du fluide magnétique. Ce fluide magnétique sort surtout par l'extrémité des doigts, et le magnétiseur le lance sur le sujet, comme il lancerait des gouttes d'eau avec ses doigts mouillés.

Si le sujet s'endort, la suggestion seule en est cause. Certaines passes magnétiques se font avec contact. Le sommeil hypnotique est provoqué par la suggestion et par le contact.

Sommeil provoqué par le contact. — On met un sujet en sommeil hypnotique en lui appliquant la main sur le front, ou en mettant en contact la paume des mains avec les siennes, ou même en lui prenant seulement les pouces, ou encore en lui promenant le bout des doigts sur la figure, quelquefois sur le corps et les membres. Le contact aide la suggestion pour amener le sommeil

On peut admettre que l'influence nerveuse de l'hypnotiseur se transmet par les organes nerveux terminaux de la peau.

La parole détermine des modifications dans

les centres nerveux, par le nerf acoustique. — Le toucher peut transmettre des influences nerveuses et provoquer des modifications des centres nerveux comme la parole. La volonté de l'hypnotiseur se transmet par le contact, de même qu'elle se transmet par la parole. Il y a ébranlement nerveux différent dans les deux cas, mais transmission certaine aux centres nerveux, quelle que soit la nature de l'ébranlement nerveux.

Quand deux mains étrangères sont en contact, l'ensemble des organes nerveux terminaux des deux mains peut être comparé à un ganglion nerveux, qui transmet l'influx dans un sens, de l'hypnotiseur à l'hypnotisé. Dans ce toucher, une cellule nerveuse tactile d'une main en contact avec une cellule nerveuse tactile de l'autre main, est un ganglion nerveux formé de deux cellules nerveuses, ou de plusieurs. Quelle que soit la théorie, ce qui est certain, c'est que le contact persévérant, les caresses appelées *passes magnétiques* favorisent l'arrivée du sommeil hypnotique, et donnent beaucoup plus de force, plus d'activité, plus de pouvoir à la suggestion parlée.

Contact et paroles. — Le contact a une action plus évidente, plus certaine que la suggestion verbale ; les deux pratiques réunies ont plus d'effet que séparées.

Le fait suivant en est la preuve : Mademoiselle J... a été hypnotisée deux fois avant l'expérience de ce jour. Sans vouloir l'hypnotiser, je lui dis en lui touchant la main : « Vous ne pouvez pas fermer la main ? » Et je réitère la suggestion une dizaine de fois. Elle ne peut en effet fermer la main. Si je supprime le contact et que je lui dise seulement, à plusieurs reprises : « Vous ne pouvez fermer la main », elle arrive cependant, en manifestant certains efforts, à fermer cette main. Si, au contraire, je lui dis une seule fois qu'elle ne peut fermer la main, et que je passe mes doigts sur les siens comme pour les empêcher de se fermer, le contact a un résultat persistant, et la main ne peut se fermer.

La même expérience est faite sur sa sœur, mademoiselle M..., et donne le même résultat.

Procédé pour hypnotiser. — Quelle est la méthode la meilleure, la plus sûre pour provoquer le sommeil hypnotique ? C'est celle qui réunira le plus de conditions favorables.

Occlusion des yeux, le contact des mains sur la figure, s'il n'est pas désagréable au sujet, le contact des genoux, et j'ajouterai une fatigue musculaire préalable, par exemple, étendre quelques minutes avant les bras en croix, de façon à provoquer une fatigue nerveuse, et le besoin de repos au moment où on voudra provoquer le sommeil.

La suggestion est la condition de la réussite. Il faut prévenir le sujet qu'on va l'endormir, il faut provoquer chez lui l'état passif de la veille, lui dire de ne plus avoir de volonté, puis on procède à l'occlusion des yeux avec les pouces, on pose les doigts sur le visage, on prépare le sujet à dormir par la gradation citée plus haut. Au lieu du contact précédent, on peut faire un contact successif, en promenant la main ou le bout des doigts sur le visage et sur les parties du corps que l'on jugera à propos d'impressionner. Ce sont les passes.

Variations suivant les hypnotiseurs et les sujets. — On modifiera la manière de faire suivant que la réussite est plus ou moins rapide. Chaque personne a son procédé et chaque sujet est sensible à différentes manœuvres. Une manœuvre réussit à l'un, ne réussit pas à l'autre. Un sujet est hypnotisé par le regard de l'un et ne l'est pas par le regard d'un autre. Je vais en citer un exemple.

J'ai mis en hypnotisme S... par le contact successif, les passes et l'occlusion des yeux. Je provoque la léthargie, puis le somnambulisme. Elle me dit, entre autres choses, que mes yeux ne sont pas assez vifs, assez perçants pour que je puisse l'endormir par le regard. Ses yeux à elle sont perçants et ont plus de puissance que les miens.

Absolument incrédule, je veux vérifier le fait, j'étais persuadé qu'elle ne pourrait résister au sommeil puisque je venais de la plonger en léthargie. Je la réveille et quelques minutes après le réveil, j'essaye de l'endormir en fixant ses yeux, et en lui disant de fixer les miens ; le résultat a été négatif, je n'ai pu l'hypnotiser, et j'ai dû employer un autre procédé, les passes.

Depuis j'ai remarqué que je pouvais rarement endormir par le regard, quoique ayant réussi quelquefois. Si je ne dois pas réussir, au bout de quelque temps j'éprouve une impression de fatigue dans les yeux, impression qui dans certains cas se produit au bout de quelques secondes.

États favorables à l'hypnose. — Certains états sont plus favorables au sommeil hypnotique. Ce sont ceux qui provoquent la veille passive : les maladies nerveuses, les troubles dyspeptiques, la faiblesse, suites d'une longue affection. La volonté de la personne est diminuée ; quelquefois elle est supprimée, c'est ce qui arrive lorsque le vertige stomacal se produit. Dans cet état, la veille passive est constante, et la personne malade est exposée aux suggestions, quelquefois involontaires, qui viennent l'assaillir.

M. X..., dyspeptique depuis plus d'un an, fréquentait une personne douée d'une voix riche et harmonique ; au bout de quelque temps le timbre de cette voix suffisait pour provoquer chez lui un état particulier, qui était la veille passive très accentuée. Etat caractérisé par l'absence de toute idée, l'impossibilité de pouvoir tenir une conversation, une difficulté très grande de penser. Cet état était bien caractéristique et la transition se faisait en quelques minutes. Il n'était provoqué que par la personne en question, et non par d'autres, l'état dans lequel il se trouvait alors ressemblait, disait-il, à celui que doit avoir un crétin ou un idiot. Pour mettre fin à cet état il cessa de voir cette personne, car il était devenu par trop impressionnable et dominé ; ce malade dyspeptique subissait une influence involontaire ignorée de la personne qui en était l'auteur, mais bien certaine.

Dépression morale. — La dépression morale est favorable à la réception des suggestions et à l'hypnotisme.

Madame B.., opérée d'une tumeur au sein, est très déprimée parce que sa plaie n'est pas guérie au bout d'un mois.

On lui fait des applications de teinture d'iode qui sont très douloureuses. — Un jour, me trouvant avec le chirurgien qui la soigne, avant le pansement je lui développe les idées suivantes : « L'application de teinture d'iode ne vous fera pas mal, vous sentirez une légère douleur voilà tout, vous vous êtes imaginé jusqu'à présent que c'était douloureux, mais c'est pure imagination, etc. » Je lui mets une main sur le front et avec l'autre je lui prends une main. L'application de teinture d'iode sur la plaie est faite, et à mon étonnement, la douleur provoquée est légère. Madame B... rit en disant que ça pique. — Je n'ai pas voulu l'hypnotiser, j'ai voulu voir l'effet de la suggestion dans l'état déprimé où elle était, état de veille passive bien caractérisé. Cette dame subissait merveilleusement l'impression du chirurgien qui la soignait, qui était mécontent de la marche de l'affection, et ne cachait pas assez ses inquiétudes.

Si je cite cet exemple c'est pour prévenir mes confrères de l'influence qu'ils ont sur leurs malades. Le malade est constamment à l'état de veille passive, il reçoit les suggestions facilement. Le médecin doit lui faire croire que tout marche à souhait, que tout va très bien. Il ne doit pas manifester d'inquiétude, sinon la malade versera des larmes pendant plusieurs jours, comme dans l'exemple actuel.

Sommeil provoqué par un sujet hypnotisé sur son hypnotiseur. — Les procédés pour endormir, hypnotiser, sont encore peu connus' c'est ce qui explique les insuccès nombreux des personnes qui essaient d'endormir des sujets. L'hypnotiseur qui a endormi un grand nombre de personnes a une pratique plus grande, il connaît ce qu'il faut éviter ; et sans s'en rendre compte quelquefois, il fait des manœuvres qui favorisent le sommeil, ceci est si vrai que l'observation suivante en est la preuve la plus évidente.

Un hypnotiseur hypnotise un sujet et lui donne l'ordre de l'endormir, lui hypnotiseur. Le sujet en état d'hypnotisme éveillé, ayant certaines facultés, la vue, la mémoire, la raison, le jugement, la parole, ne peut endormir son hypnotiseur; malgré la bonne volonté de celui-ci. Le sujet est plongé en léthargie, il dort par suggestion. Dans cet état, il exécute l'ordre et peut endormir son hypnotiseur ; l'hypnotiseur est hypnotisé par son sujet, dort parce que son sujet qui dort lui transmet le sommeil.

J'ai vérifié le fait environ dix fois : le sommeil qui n'avait pu être procuré par le sujet soit éveillé, soit en somnambulisme, a été procuré en cinq minutes par le sujet en léthargie, le fait a pu se renouveler certain jour trois fois en une heure et demie, trois fois le sommeil a été provoqué chez l'hypnotiseur par son sujet, plongé en léthargie, alors qu'il n'avait pu être provoqué par ce même sujet mis dans un état moins profond de l'hypnose.

Dans cette hypnose, cette léthargie profonde, le sujet perçoit d'une façon inconsciente, par intuition, ce qu'il faut faire pour provoquer le sommeil, et il l'exécute ; les détails échappent, car les mêmes gestes, les mêmes attitudes, les mêmes contacts occasionnent le sommeil dans un cas, et ne peuvent le provoquer dans un autre cas.

Ce sont ces détails qu'il est important de

connaître, c'est ce qui a fait admettre par quelques auteurs la théorie du fluide magnétique, les uns étant doués de beaucoup de fluide naturellement, les autres en étant dépourvus ; pour d'autres auteurs le fluide magnétique a été appelé *force neurique*.

Le terme d'*influx nerveux* qui a été trouvé pour d'autres phénomènes que ceux de l'hypnose a la même signification, et peut s'appliquer aussi aux phénomènes que nous étudions ; toutes les théories se rattachent à une manière d'être ou d'agir du système nerveux.

FIN

TABLE DES MATIÈRES

ÉMILE COLIN. — IMPRIMERIE DE LAGNY

www.ingramcontent.com/pod-product-compliance
Ingram Content Group UK Ltd.
Pitfield, Milton Keynes, MK11 3LW, UK
UKHW021935070726
13614UKWH00001B/437